胃腸づくり50の心得

悩める現代人へ、専門医が贈る
正しい胃腸の知識と守り方

藤田胃腸科病院 理事長・院長
本郷仁志 HONGO HITOSHI

幻冬舎 MC

胃腸づくり50の心得

悩める現代人へ、専門医が贈る
正しい胃腸の知識と守り方

はじめに

近年、世のなかには健康に関する情報が溢れかえっています。しかし残念ながら、なかには十分に分かっていないことを定説のように伝えたり、誇張したりしているものが多く見られます。

正しい胃腸の情報を伝えたい――。

これが、この本を書いた一番の動機でした。胃腸の健康について知らないから不安になるのであり、実際、それによって不調が引き起こされることがあります。それは逆に言えば、知ることで安心を得られるということです。

「すべての病気は、腸から始まる」

これは医学の父と称されたヒポクラテスが、今から約2500年前に残したといわれる言葉です。当時はまだ胃や腸の概念はないでしょうから、病のもとは口から入る、つまり消化管が大切だということを伝えたかったのだと思います。

健康の3要素は「快食」「快便」「快眠」といわれることから、この考えは現代にも通じるのではないでしょうか。

すなわち「胃腸を守れば健康でいられる」ということです。

胃腸の健康を脅かす最大の敵は「悪性腫瘍（がん）」です。２０１７年に胃がんで亡くなった人は全国で約４万５０００人。大腸がんでは約5万人に上ります（国立がん研究センター「がんの統計'18」より）。がんの部位別死亡数でいえば、大腸がんが2位、胃がんは3位です。胃腸のがんは、これほど多くの人の健康を脅かす恐ろしい病気ですが、適切な対応を取れば１００％近くの確率で死亡を防ぐことができる（胃は99％）と確信しています。

例えば、次のようなことを知っているでしょうか。

・自分の胃に「ヘリコバクター・ピロリ菌」がいるかどうか
・大腸がんが増えている原因
・胃腸のがんは、早期発見で１００％近く治せる
・早期がんには、通常、自覚症状がない

まずは「正しく知る」ことが大切です。

よく、病院にかからないことを自慢する人がいます。普段から定期的に検査を受け、病気がないことを分かったうえで病院に行かないのであればいいのですが、病気が見つかるのが怖いから行かない、面倒だから行かないのでは大きな違いがあります。

私は胃腸科および内科の専門医として、地域の住人や企業の方など、年間およそのべ1万2000人の患者を診察・治療しています。特に胃カメラや大腸カメラなどの内視鏡検査では、1970年の開院当初から数えればのべ40万人（ちなみに、現在の高槻市の人口は35万人）を超える豊富な実績があり、そのうち胃がんと大腸がんの発見は少なくとも7000件に上ります。そのデータをもとに一人ひとりに最適な治療法の確立を目指しています。

近年の研究では、すべての人が同じ検査を受ける必要性はないことが分かってきています。必要な人に必要な頻度で検査を受けてもらえればいいのです。

胃腸の病気は「がん」だけではありません。胃潰瘍や潰瘍性大腸炎といったカメラで見れば分かる病気があれば、機能性ディスペプシアや便秘、過敏性腸症候群といったカメラで見ても異常が分からない病気もあります。

いずれも、治療をせずに放っておけば、やがてＱＯＬ(quality of life：生活の質)の低下を招きます。しかし、上手に付き合い、コントロールすることで、ＱＯＬを落とさずに過ごすこともできるのです。

また、胃腸の病気の多くはストレスが関与しています。先述のヒポクラテスは、「心に起きることは体に影響し、体に起きることもまた心に影響する」ともいいました。心と体は一体であり、普段の生活や考えが「胃腸を守る」ことにつながると思います。

胃腸は頭や心臓・血管、肝臓など、さまざまな臓器や病気と関係していることが分かってきました。消化管のみならず全身の健康に働きかける司令塔だという考えです。腸内細菌（フローラ）は、体内に１００兆も存在し、さまざまな物質を作り出すことで体を調整しています。まだまだ研究途上ですが、こうしたフローラをうまく利用することで健康の増進、病気の治療や予防が進むことが期待されています。

本書では、胃腸の健康に関する正しい知識を紹介すると同時に、私が普段の診療のなかで話している健康維持の秘訣なども伝えていきたいと考えています。

専門的な用語はできるだけ少なくして、一般の方にも分かりやすいように「50の心得」としてまとめることにしました。本書を通じて、一人でも多くの方が健やかな毎日を送れるようになることを願っています。

目次

第三章

第一章

7割以上の人が胃腸の不調に苦しんでいる

現代人よ、もっと胃腸を慈しみなさい

快食・快眠・快便あってこその健康

昔から毎日を健康に過ごす秘訣として「快食・快眠・快便」の３つが挙げられてきました。

まず「快食」とは、気持ち良く食事をすること。単に空腹を満たすだけではなく「美味しい」と感じながら食事を楽しむことを指します。

「いい食べっぷりだね。見ていて気持ちがいいよ」という状況を思い浮かべれば分かるように、食欲が旺盛な人は、いかにも健康的なイメージを与えてくれます。

ところが体調が悪ければ、どれだけ腕によりをかけた料理であったとしても美味しく食べることは難しい。これも恐らく誰もが経験で知っていることです。

次の「快眠」は、気持ち良くぐっすりと眠ることです。眠りが浅かったり、睡眠時間が短かったりすると、頭がよく回らないということは、これまた誰もが経験していることです。

日本人は先進国のなかでも睡眠時間が短いことで知られています。経済協力開発機構（ＯＥＣＤ）が２０１８年に発表したデータによると、28カ国のうちで最下位の7時間半程度となっていました。また、２０１８年の厚生労働省の調べによると、一日の平均睡眠時間が「6時間未満」の人は3割を超え、睡眠不足に悩む人も年々増加しています。睡眠不足はうつ病や生活習慣病のリスクを高め、これらは胃腸の病気を併発させる原因にもなります。

最後の「快便」は気持ちの良いお通じがあること。便通が順調なことです。思うように便が出なかったり、あるいはお腹をこわして便が緩んだり、何度もトイレに駆け込んだり……といった状態は順調な便通とは言えませんし、そもそも「気持ちがいい」と感じることもありません。

「快食」にせよ「快眠」にせよ、そして「快便」にしても、「快」という言葉が示すように「快適」であることが共通の条件です。日々の暮らしのなかで食事・睡眠・排便は切っても切り離せない行為ですから、これらが不快なものであっては、とても健康な暮らしができているとは言い難いのです。

健康な毎日を支える胃と腸、しかし不調を訴える人が増えている

この「快食・快眠・快便」に深く関わっている臓器が胃と腸です。

胃が元気を失っていれば食事の消化に支障を来しますし、腸が弱っていたら食べものからの栄養吸収もままなりません。もちろん便通も滞りがちになってしまいます。

そういう状態で安眠ができるかといえば……それは困難です。また、胃腸の不調がメンタル、心の状態にも大きな影響を与えることは多くの人が知っていること。

以上から、快食・快眠・快便は三位一体の関係ともいえるのです。

胃腸が快食・快眠・快便と深い関係にあるということは、胃腸が健康であれば、この3つを実現できるということでもあります。

近年は「腸活」という言葉がブームになっているように、人々の腸への関心も高まっています。「健康な毎日は腸次第（胃もですが）」という認識が広まっている証しともいえそうです。

しかし実際には、胃腸に問題を抱える人が増加しているという現実があります。詳しくは第二章でお話ししますが、具体的な病名でいえば、胃なら「機能性ディスペプシア」、腸でいえば「炎症性腸疾患」や「過敏性腸症候群」などが増加傾向にあります。また、大腸がんと胃がんが部位別死亡者のなかで2位と3位であることは、「はじめに」ですでに触れたとおりです。

少し古いデータになりますが、2013年に養命酒株式会社が20~40代の女性に行ったアンケートでは、およそ7割の人が「胃または腸のどちらかに不調を感じている」と答えていました。

「快食・快眠・快便」を支えるはずの胃と腸に多くの人が不調を感じている事実は、かなり深刻だと言わざるを得ません。

胃がんが劇的に減少していくであろう理由

「なんだか、ここまで読んだだけで胃がキリキリしてきた……」

という人がいたら申し訳ないのですが、本書は決して不安をあおることが目的で書かれたわけではありません。

そこで、一つ明るい話題を提供しましょう。

実は、「胃がん」はがんの多くが増加傾向にあるなか、劇的といえるほどの減少が予測されるがんです。

このように書くと、「え？　でも胃がんは部位別で3位だったのでは？」と思う人がいるかもしれません。

確かに、「がんの統計'18」によると、かつて胃がんは部位別死亡数のなかで1位の座を占めていました。１９６０年代にはがんで亡くなる男性の約50％、女性の約40％が胃がんだったという記録もあります。

ところが、２０１７年では男性で約13％、女性は約10％にまで低下しています。30％以上の低下ですから、まさに激減です。いったい何が起きたのでしょう。

胃がんの減少については明確な根拠があり、研究によって「胃がんの主因はピロリ菌にある」と分かったことが大きな理由です。

原因が分かれば、それに応じた対策をすればいいだけのこと。すなわち、（早期に）ピロリ菌を退治すれば、胃がんにかかる可能性は格段に低くなります。

ただ、男女とも（がん全体の割合として）激減したにも関わらず、まだ部位別死亡数の3位にとどまっている点に留意してほしいのです。

これは言ってみれば「胃がんが治る（あるいは胃がんにかからない）手段がハッキリしているのに、その手段を取らない人が多い」ことを示しています。手段を用いないというよりも「知らない」といったほうが正解に近いかもしれません。

そうです。「知らない」ことは命に関わる危険を生み出す可能性を秘めているのです。

胃と腸の働きを知らない人が意外に多い

ここで少し基本に立ち返ってみましょう。

健康な毎日のために胃と腸が大きな役割を果たしていることは多くの方がご存じ

でしょうが、具体的に「胃と腸はそれぞれどのような働きをしていますか？」と問われたときにきちんと答えられる人は意外と少ないようです。

胃は食べものを消化するところで、腸は栄養分を吸収するところ、というくらいの知識はあっても、それだけでは十分ではありません。胃も腸も、もっと多くの働きをしているのです。

胃腸は、日々、私たちのために懸命に働いてくれているのですから、もう少し関心を持ってほしいというのが、胃腸科病院の院長である私の思いです。「愛の反対は無関心」という言葉もあります。関心を持てば（愛情を込めていたわれば）、胃腸はそれにしっかりと応えてくれるのです。

「知識不足」が胃腸を追い詰める

胃腸が大切な臓器であると多くの人が知っているにも関わらず、不調を訴える人が減らないのはなぜでしょうか。

一つには胃腸に負担をかけてしまうライフスタイルの人が多いことが挙げられます。暴飲暴食や喫煙、ストレス、運動不足、不規則な生活といった要因はすぐに思いつくことでしょう。

それと同時に、私が要因として指摘したいのが「知識不足」です。これからお話しする腸の働きに関する知識もそうですが、胃腸の病気に対する知識をしっかりと持つことで、胃腸の不調を防ぐことはできます。

その際に気を付けてほしいのは「正しい」情報を理解することです。

近年では、世のなかにさまざまな健康法が氾らんしています。医学的な根拠に乏しい、あるいは根拠がまったくないものも見受けられます。間違った健康法を続けると、かえって胃腸を痛める恐れがあるので注意が必要です。

また、市販薬を用法・用量を守らず安易に使うあまり、治すつもりがさらに負担を強いているケースも少なくありません。

早めに受診すれば治る、あるいはコントロールできる不調も、そうした健康法や市販薬で解決しようとする行為は、医師の立場からすると歯がゆい思いがしてなりません。もう少しで手遅れになる、あるいはすでに手遅れ状態になってから、ようやく来院する方を診るとなおさらその思いが強くなります。

「正しい知識さえ持っていれば、ここまでにならなかったのに……」

と残念な思いをすることが何度あったかしれません。もっとも、そのことを一番に痛感するのは本人であり、その家族となるわけですが……。

「後悔先に立たず」という言葉がありますが、できればそういう事態は身をもって経験したくはないものです。そのためにも正しい知識を身に付けてほしいと心から願います。

第二章

多忙な現代人でもこれだけ押さえれば大丈夫！
不調・病気知らずの胃腸をつくる心得50

生涯現役の胃腸になるには、まず「知る」ことが大切

第一章で説明したように、つい軽く見られがちな胃腸の不調。しかし、その背後には大きな病気が隠れていることもあるのです。

理想は定期的な検査（健康診断や特定検診を含む）による早期発見ですが、なかなか病院には行けないという人も多くいます。

そこで以下では、最低限知ってほしい情報を「心得」の形でまとめています。胃がんのように知っていることで防げる病気や症状は意外と多いものです。ぜひ、正しい知識を身に付けて、健康な胃腸を実現してください。

心得その1

強酸を出す胃も無敵ではない

強い胃腸をつくるために、まずは胃の役割から見ていきましょう。

胃は食道と小腸の間に位置していて、食べものがないときは小さくしぼんでいます。食べものが送り込まれてくると大きく膨らむのですが、その容量は1・5〜2・5リットル。それだけの量の食べものを受け入れることができるわけです。

恐らく多くの人が「胃は食べものを溶かすところ」というイメージを持っていると思いますが、実際には「消化」「殺菌」「吸収」という3つの役割があります。

まずは「消化」ですが、胃は「胃袋」と呼ばれるように食べものを一時的に溜めておく機能を持ちます。

溜めておいて何をするかといえば、胃液を分泌して食べものをドロドロの粥状に溶かすことで、食物に含まれる栄養分を吸収しやすいようにするのです（その吸収を担うのは小腸です）。

また「蠕動運動《ぜんどう》」といいますが、消化がスムーズに進むように伸び縮みを繰り返します。この蠕動運動は食べものを細かくして小腸に送り込む働きも担っています。

食べものを溶かす働きをするのは胃から分泌される「胃液」で、胃液に含まれ

図2-1　胃の働き

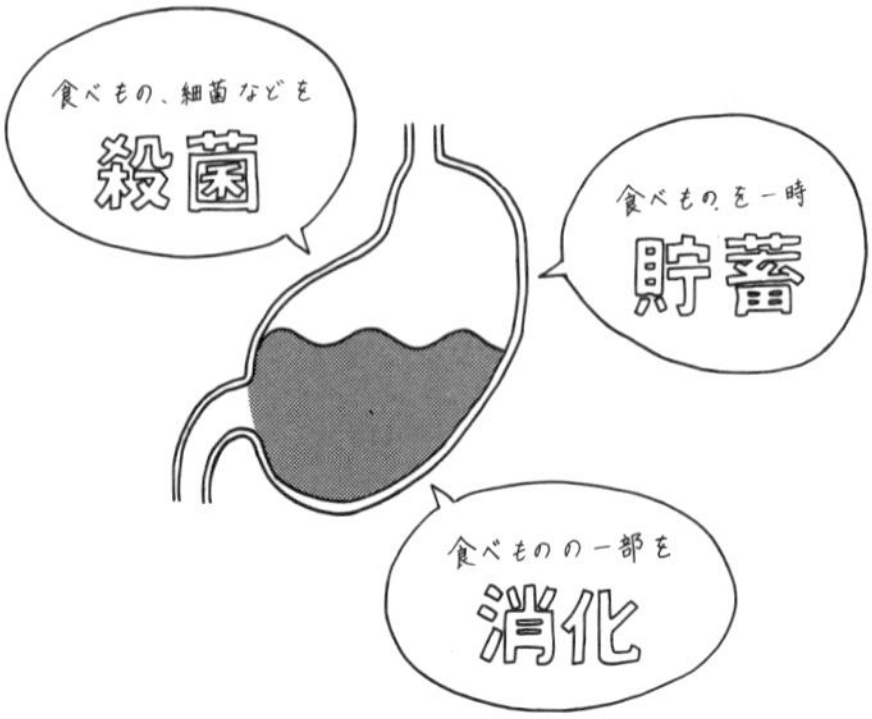

る「ペプシン」という酵素がタンパク質を分解していきます。もともとは「ペプシノーゲン」という酵素なのですが、「塩酸」との化学反応によって生まれます。

「塩酸」は強い酸性の液体で、「混ぜるな危険」と書かれた漂白剤などに含まれているとご存じの方も多いでしょう。あるいはサスペンスドラマなどで、塩酸がかかってしまった皮膚が溶けるといった描写を見たことがあるかもしれません。

私たちの胃は、あの強力な酸性を持つ塩酸（胃酸）を分泌し、溜めておくことができるのです。胃液が逆流してきたら胸元がつらくなりますが、それもそのはず、それは塩酸の刺激によるものだからです。

胃酸はペプシノーゲンをペプシンに変えますが、それ以外にも「殺菌」の働きを担っています。

胃酸が殺菌の対象とするのは、外部から侵入してきた（食べものにくっついてきた）細菌たち。なぜこの機能があるかといえば、胃に溜め込まれた食べものが細菌の作用によって腐敗してしまう可能性があるからです。

食べものが胃の中にとどまる時間は2時間から6時間。細菌たちが繁殖するのが可能となる時間です。その腐敗を防ぐためにも殺菌は大切な働きとなります。

また、胃はアルコールの吸収も一部担っています。胃から吸収されたアルコールは肝臓に送り込まれて、そこで分解されます。胃で吸収されなかったアルコールは、そのまま次の小腸に送り込まれ、そこで吸収されることになります。

このように、胃は「消化」「殺菌」「吸収」の3つの働きを持っています。多くの人が思っていた以上に働き者だと言えますが、だからといって決してタフな臓器ではありません。意外と打たれ弱い面もあるのです。

心得その2

ストレス、暴飲暴食、喫煙……その生活が胃を痛める

胃は「胃酸」のような強酸性の液体に耐えられますが、デリケートな臓器でもあります。ストレスがかかると胃が痛くなる、食べ過ぎで胃がもたれる……という症状は多くの人が経験しているはずです。

本来、胃は丈夫な臓器。大切に使えば、一生若々しく元気に働いてくれるのですが、さまざまな要因によって、不調を感じている人が少なくないというのが現状です。

いつまでも大切に使う方法は簡単、胃に負担をかけるものが何かを知り、正しい対策をすることです。その知識があれば、胃の病気の予防につながります。

以下では、主だったものをいくつか挙げてみることにしましょう。

ストレス

現代はストレス社会。「忙しくていつも時間が足りない……」という人は珍しく

ありません。時間に追われると焦りが生じ、必然的にストレスにさらされる日々となります。

多忙であること以外にも人間関係の悩みであったり、家庭や仕事の心配事があったりで、日常的にストレスを感じている人がほとんどと言っていいでしょう。厚生労働省の「平成29年労働安全衛生調査」によると、現在の仕事や職業生活に関することで、強いストレスとなっていると感じる事柄がある労働者の割合は6割ほどとなっています。

ストレスをゼロにすることは現実的ではありませんが、少しでも減らす努力はすべきです。

ストレスを受けると体はこれに対応するためのホルモンを出しますが、そのことで胃は粘膜の防御機能を弱めてしまうため、胃酸で傷つく可能性が高くなります。すでにお話ししたように胃酸は強い酸性ですから胃痛を招くというわけです。

暴飲暴食

「食べ過ぎ」や「飲み過ぎ」が胃に負担をかけることは、改めて強調するまでもありません。アルコールには胃酸の分泌を促進する作用があるため、飲み過ぎると胃粘膜を傷つける恐れがあります。空腹時に飲むのも良くありません。

また、たくさん食べると、それに応じて胃酸もたくさん分泌され、負担が増大します。刺激性の高い食べものや脂っこいものもなるべく控えたいものです。

喫煙

たばこを吸うと血流が鈍くなるため、胃の働きも悪くなります。胃粘膜も胃液の影響を受けるようになり、痛みやもたれを感じます。

そもそも、喫煙は胃に限らず、体全体に害を及ぼすことが分かっていますから、まさに百害あって一利なし。禁煙を強くお勧めします。

ピロリ菌

第一章でも触れたように、ピロリ菌という細菌が胃がんの主因になっていることは医学的にも証明されています。このピロリ菌は胃潰瘍・十二指腸潰瘍や慢性胃炎を引き起こすこともあります（全ての人がそうなるわけではありません）。

ピロリ菌に関しては改めて別の項目で、詳しくお話ししていくことにしましょう。

心得その3
胃炎を軽んじるべからず

胃の不調として一般的に知名度の高い病気がいわゆる「胃炎」です（慢性の症状の場合、医学的には機能性ディスペプシアに相当することが多い）。

「胃炎」とは、胃の粘膜に起きる炎症のことで、胃の粘膜が胃酸によってダメージを受けることでも起こります。普段の胃は粘液を出して粘膜を覆っています。この粘膜は、胃酸の影響をかわす、いわばバリヤーのようなものです。ところが、不摂生を繰り返すと粘液の働きが弱くなったり、胃酸が過剰に分泌されたりします。そ

図2-2　胃壁の断面

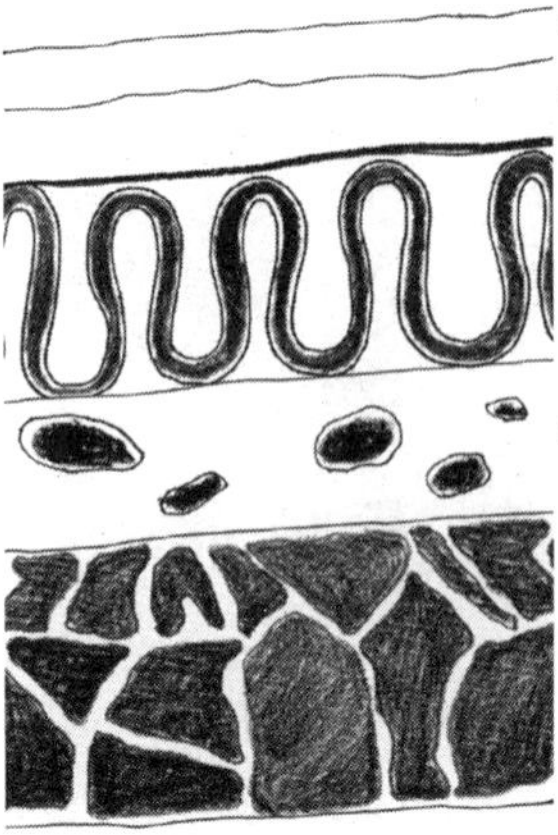

の結果、強力な胃酸で胃粘膜がダメージを受けるわけです。

急性胃炎の原因はさまざまですが、一番多い原因は、大きなストレスです。その他、お酒の飲み過ぎ、たばこの吸い過ぎ。また、風邪やインフルエンザにかかったときも胃に負担がかかります。

いずれにせよ、急性胃炎の場合、心当たりはあるはずなので、対応をしてなるべく胃を休めてください。ここで無理をすると胃はさらに弱まってしまいます。

また数日で治まるので、たびたび胃に不調を感じても「どうせすぐ治る」と軽く見られがちですが、生活スタイルを改めない限りはずっとつきまとう恐れがあると考えたほうがいいでしょう。

安静にしても症状が治まらないときは、潰瘍や腫瘍ができている可能性があります。心当たりがないのに胃が不快という人は、医師に診てもらうことがベストです。できれば、内科ではなく胃腸科の受診をお勧めします。

目安としては1週間以上、長くても1カ月です。それ以上は先延ばししないようにしてください。

心得その4
その不調は器質性？　機能性？　病気の種類を知るべし

胃の病気は大きく「器質的疾患」と「機能性疾患」に分けることができます。いきなり専門用語が飛び出してきましたが、そんなに難しい話ではないのでご安心ください。

両者の違いは「原因が目に見えるか・見えないか」にあります。「目に見える」

というのは炎症や潰瘍があって、胃カメラ（内視鏡）で確認できるということ。これを「器質的疾患」と呼び、「目に見えない（確認できない）」のが「機能性疾患」です。

「どうも胃の調子がおかしい」という患者さんの胃をカメラで覗いたときに、深くへこんだ部分（潰瘍）がある、大きなできもの（腫瘍）が見つかった……となると、不調の原因はこの潰瘍や腫瘍にあると判断できます。つまりこの患者さんは器質的疾患だといえます。

一方、胃カメラで見ても、潰瘍や腫瘍が確認できないことがよくあります。それなのに胃に不調を感じる。となると、機能性疾患の可能性が高くなります。

このように「胃の調子がおかしい」と一口に言っても、そこには器質的疾患と機能性疾患があるわけです。正しい治療を行うためには、どちらかをハッキリさせる必要があります。

ただ、器質的疾患にしても機能性疾患にしても、日常生活に影響をもたらす点では共通ですから、それを取り除くためには医師の診断を受けることが第一です。

器質的疾患と機能性疾患に関して、興味深いデータがあります（*Dalton CB. et al : Clin Gastroenterol Hepatol 2, 121-126, 2004*）。器質的疾患と機能性疾患では、患者が感じる痛みの深刻度と医師が感じる深刻度に大きな差があるのです（図2－3）。

例えば器質的疾患の場合、胃の不調を抱える患者さんの60％が深刻に訴えていることに対し、その深刻さを受け止めている医師は35％。ところが、これを機能性疾患で見てみると、患者さん78％に対して医師は3％と大きな差が生じます。

これはすなわち、機能性疾患の場合、患者さんと医師の認識に大きなギャップがあるということ。

「先生、何とかしてください」

「でも、腫瘍も潰瘍もないですし。取りあえず、気のせいだから急ぐことはない。胃薬を出しておきましょう」

という情景が思い浮かびます。

しかし、機能性疾患でも一部の患者さんにとっては深刻です。安易な対策で症状

図2-3　医師の診断と患者の認識の違い

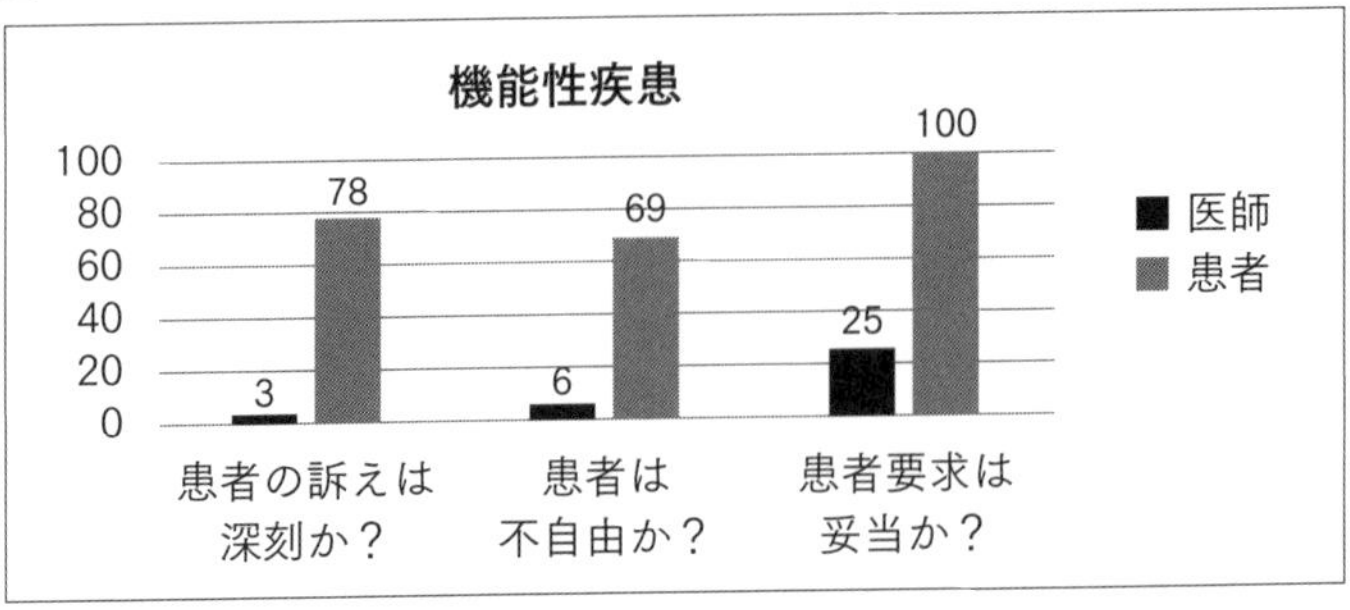

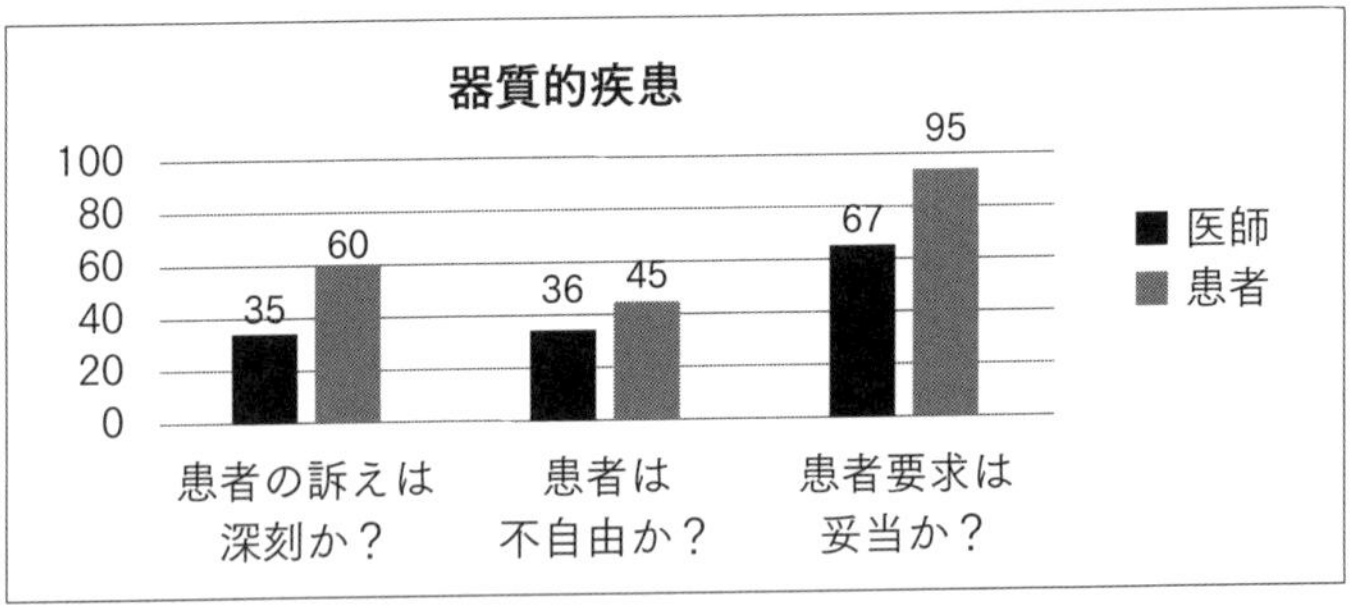

機能性疾患*の特徴として、患者さんと医師の認識にギャップがあることが報告されています。

＊：FDは機能性疾患に該当します。

調査方法　機能性疾患および器質的疾患の診断に関する診療時間外の電話（103件）にて、患者の訴えを聞いた医師（消化器科4名）の認識と、患者の認識を、それぞれの質問ごとに5段階（1. 全然ない　～　5. 全くそのとおりである）にて回答してもらい、4または5を回答した割合を比較した。

Dalton CB, et al : Clin Gastroenterol Hepatol 2. 121-126. 2004

を繰り返すと、治療がより困難になることがあります。

心得その5

異常はないのに不調が続く、機能性ディスペプシアにご用心

機能性疾患のなかでも、近年注目を集めているのが「機能性ディスペプシア（FD）」です。胃酸の逆流によるゲップや胸焼けは機能性ディスペプシアの症状によく重なります。

具体的な症状については「食事に関係するもの」と「食事には関係しないもの」に分けることができます。

食事に関係するものとしては「食後のもたれ感」。特にたくさんの量を食べたわけでもないのに、いつまでも食べものが胃に残っている感じがして不快になる症状を指します。

また「早期膨満感」と呼ばれる症状もあります。こちらは食事を始めてすぐにお

腹がいっぱいになるという症状。普通の量であっても食べきれなくなります。

食事と関係がない症状には、みぞおちに痛みが走る「心窩部痛《しんかぶ》」や、みぞおちに焼けるような不快感を覚える「心窩部灼熱感」があります。ちなみに、みぞおちより上、胸のあたりにこうした不快感を覚えるのが、あとで出てくる「非びらん性胃食道逆流症」です。

機能性ディスペプシアは、かつて「慢性胃炎」と診断されていました。しかし「胃炎」とは、胃粘膜に炎症が起きている状態を指します。これに対して、炎症がないのに胃に不快感を訴える患者を「胃炎」と呼ぶのは無理があるということで、新しい概念として「機能性ディスペプシア」という病名が付いたのです。

この病気に苦しんでいる人は健康診断を受けた人で11～17％、病院にかかった人では44～53％もいるというデータもありますから、機能性ディスペプシアは決して特別な病気ではありません。

心得その6

長引く胃腸の不調、治すための第一歩は「見て確認」

機能性ディスペプシアの原因にはさまざまなものがあると考えられています。例えば、「胃の運動異常」「胃の知覚過敏」「ストレス」「胃酸の過剰分泌」「生活習慣の乱れ」「ピロリ菌」などです。

私は機能性ディスペプシアの症状を訴える患者さんには左記を尋ねることにしています。

「ストレスがありますか」

「胃カメラを受けたことがありますか」

「ピロリ菌を調べた（除菌した）ことがありますか」

もし検査や除菌をしていたら自分がピロリ菌に感染しているかしていないかをご存じのはず。検査をしていないなら、胃カメラ時の所見でピロリ菌の検査と感染している場合は除菌を考えます。すでに何度か触れているように、ピロリ菌は早い段階で除菌できれば胃がんを引き起こす可能性を減らすことができるためです。

もしピロリ菌に感染していないなら、機能性ディスペプシアの疑いとなります。

機能性ディスペプシアの治療としては大まかに2つの点を考える必要があります。

一つは胃の働きの異常を正しいものにすることです。

胃の働きは、食べものを溜めて、消化し、小腸（十二指腸）に送り出すというものでした。この働きがうまくいかないと膨満感が生じたり、痛みを感じたりします。そのため、本来の働きができるように改善することが大切なのです。

もう一つの点は、敏感になっている胃を正常に戻すことです。

機能性ディスペプシアの患者さんには、胃酸に敏感に反応する方が少なくありません。普通の人なら感じない刺激に対して痛みを感じてしまうのです。胃酸への知覚が過敏になっているということですから、胃酸を抑える薬等を処方します。

また近年は、ストレス社会といわれるように、生活のなかでさまざまなストレスを感じている人が多くいます。不安や焦りなど心理的要因で機能性ディスペプシア

図2-4　機能性ディスペプシアの治療の流れ

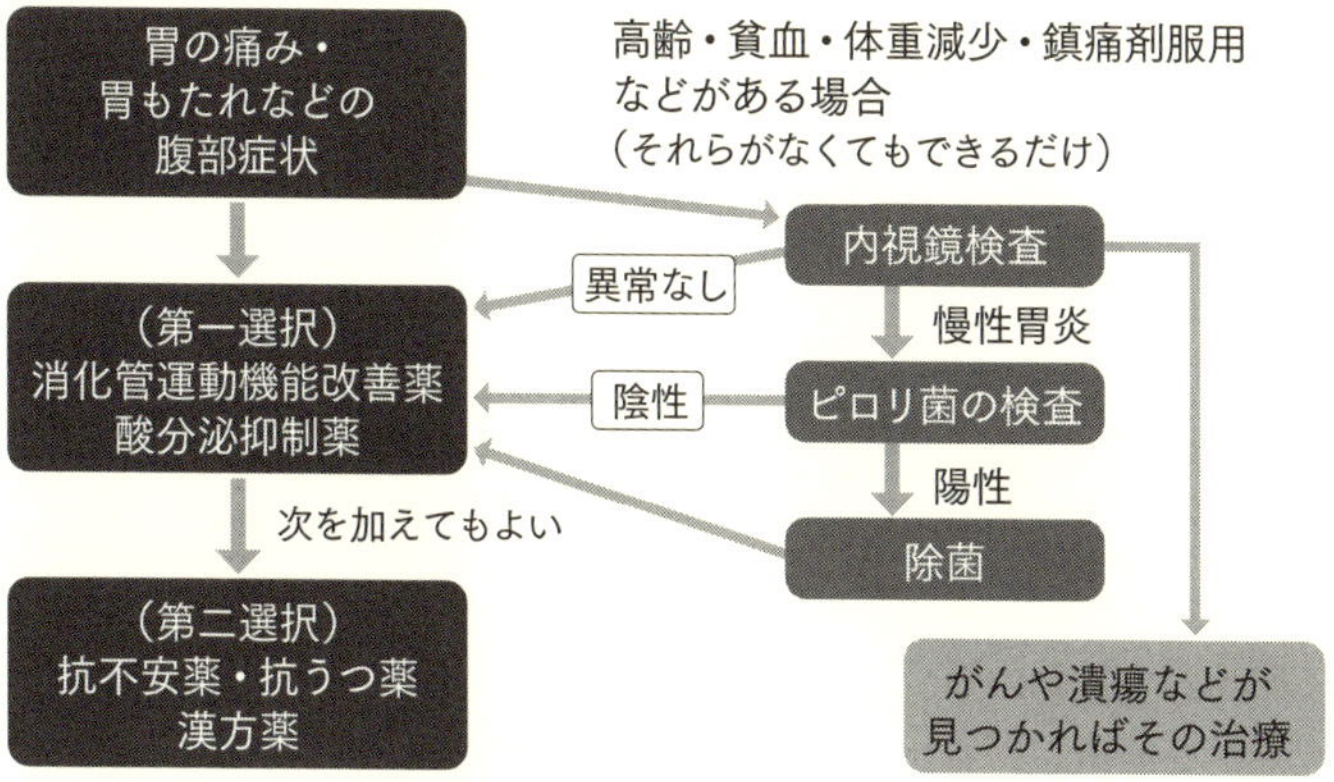

日本消化器病学会「機能性ディスペプシア（FD）ガイド」より

が起きているときには、まずそのストレスを軽減させることも大切です。

私の経験で言えば、医師による丁寧で詳しい説明が効果を発揮するケースが多々あります。しっかりと患者さんの話を聞き、検査結果を見せ、異常がないことを伝えると、安心感を覚え、改善したケースも多くありました。

それでも改善しないときには、抗不安薬や抗うつ剤を使用することがあります。ただし、合う、合わないの個人差があるため、使用の際にはどれくらいの量をどれくらいの期間で使うのかを見定めながら使っていきます。

コラム

1週間の入院で絶食と熟睡を経験すれば機能性ディスペプシアは改善

機能性ディスペプシアや後述する過敏性腸症候群（89ページ）はある意味「胃腸の打撲」と考えることができます。腕などを打撲した場合、その部分に刺激を与えないように安静にすることが大切なように、胃腸の打撲にも「絶食」という安静が必要なときがあります。

当院では重症の機能性ディスペプシアの患者さんに対して1週間の入院プログラムを用意しています。わざわざ入院してもらうのは、絶食と熟睡の機会を提供したいためです。

重症の患者さんでは、自律神経失調症やうつ病を合併していたり、不眠・食欲不振によるストレスを抱えたりというケースがよく見られます。機能性ディスペプシアには不安や焦りなど心理的要因があることは本文でも触れました。

即効性の抗うつ薬を服用してもいいのですが、この薬には強い眠気が出るという副作用があります。そのため「日常生活に支障を来すから」と服用をためらう

1週間プログラムのスケジュール

	1日目	2日目	3日目	4日目	5日目	6日目	7日目
点滴	あり	あり					
食事	絶食	絶食	流動食	3分かゆ	5分かゆ	全かゆ	軟飯食
検査	胃カメラ等	自律神経検査	腹部エコー等				
治療	抗うつ薬（ミルタザピン等）		内服追加（アコチアミド等）		適宜調整		
説明	マイナス思考からの脱却						
	腸カメラ等その他の検査はオプションで追加が可能						

らう人が少なくありません。しかし入院してしまえば、その心配も不要というわけです。

入院をしてぐっすりと眠れば睡眠不足は解消。その間2日ほど絶食をしてもらうのですが、睡眠不足の解消とともに体調も整い、食欲が出てきます。これは「快眠」と「快食」が戻ってきたということです。絶食後に食べた流動食が「今まで食べたなかで一番美味しかった！」と喜ぶ人もいるほどです。

当院ではすでに数十人の患者さんにこの入院プログラムを受けてもらっており、治療としての効果の大きさも確認できています。通院ではなく入院なので、遠方の患者さんに対応しやすい点もメリットの一つです。

心得その7

胃潰瘍の予防の近道は「ピロリ菌検査」にあり

胃潰瘍とは胃の表面が深く傷つき、ただれた状態になること。胃酸によって胃の粘膜が溶かされてしまうことなどから起きる病気です。

胃は粘液をバリヤーとして胃酸から身を守っているという話をしましたが、何らかの原因で胃粘液の分泌が少なくなり、胃を守る力が弱まると、胃は自らの胃液で傷ついてしまいます。

胃潰瘍の主な原因としては「ピロリ菌」と「非ステロイド性抗炎症薬」「ストレス」が挙げられます。

ピロリ菌に感染している人は胃の粘膜に炎症が起こり、それに伴って胃粘液の分泌が減ります。結果として胃潰瘍が起きやすくなるわけです。

もう一つの非ステロイド性抗炎症薬ですが、この薬は熱を下げたり、痛みを鎮めたり、炎症を抑えたりすることを目的に服用されるものです。ただ、胃の粘膜を保護するプロスタグランジンという物質を抑えてしまうので、胃の粘膜が胃酸によって傷つきやすくなります。

非ステロイド性抗炎症薬でよく処方されるのは、アスピリンやロキソプロフェンなどです。

胃潰瘍になると、みぞおちのあたりに鈍い痛みを感じるようになります。空腹時に痛みを感じる人が多く、食事を取れば症状が軽くなることがあります。ただ、なかには食後に痛みを感じる人や痛みをまったく感じないという人もいるので、ひとくくりには語れない病気です。

痛みのほかにも、胸焼けや吐き気、ゲップなどの症状があります。胃の病気ですから、機能性ディスペプシアなどに共通する症状が多いというわけです。だからこそしっかりと受診をして、自分が何の病気にかかっているのかをハッキリさせることが大切だともいえます。

胃潰瘍が悪化すると、潰瘍部分の出血から、血を吐いたり、吐いたものに血が混じったりということも。また、血の混じった真っ黒な便が出てくることもあります。

ここまでくるとさすがに「放っておいてもそのうち治まるだろう」とのんびり構えてもいられません。すぐにでも診察を受けてください。

厚生労働省の調査によると、胃潰瘍の人は約30万人（平成26年）。ピーク時の平成5年が約120万人ですから激減したといえます。

一番の理由はピロリ菌の感染者が減ったこと（除菌をした人も含みます）。ほかに消化性潰瘍に効く薬が出てきたことなどが挙げられます。

胃潰瘍の検査には内視鏡とバリウムを用いるエックス線検査がありますが、私は内視鏡での検査を強くお勧めします。内視鏡のほうがより精度の高い検査ができるうえに、出血を伴っていた場合は止血処置も行えるからです。

心得その8

早期発見なら「胃がん」だって怖くない

胃がんに関しては1冊の本が書けるほど情報が豊富にあり、実際に、書店に足を運べば、胃がんに関連した書籍が数多く並んでいます。

この病気に関して私が何よりも多くの人に知ってほしいこと。それは、「胃がんは（早くに見つけさえすれば）助かる病気」ということです。決して恐れるべき病気ではない、ということを特に強調したいと考えています。

胃がんが部位別死亡数で3位ということにはすでに触れました。多くの人にとって胃がんは恐怖の対象でしかないでしょう。しかし、怖いからといって目を逸らしていては、助かるものも助からなくなってしまいます。

恐れずに直視すれば、安心できる情報もたくさん目に入ってきますから、まずはしっかりと見据えることから始めましょう。

胃がんには早期がんと進行がんがあり、両者の違いは「胃のどの部分までがんになっているか」によります。

胃は5つの層から成り立っています。一番内側が「粘膜」です。順に、外側に向かって「粘膜筋板」「粘膜下層」「固有筋層」「漿膜《しょうまく》」となります。

胃がんはまず、一番内側の粘膜に生じます。その後、徐々に大きく深く広がっていきますが、粘膜から粘膜筋板、粘膜下層までのものが「早期胃がん」、それより先（外側）の固有筋層、漿膜（外）まで広がっていると「進行胃がん」となります。

早期胃がんのうちに適切な処置を施せば恐れる必要はほとんどありません。図表2－5のデータによると、早期胃がんの3年生存率は96・1％。5年生存率は94・9％となっています。

生存率とは、治療後、一定の年数が経過しても生存している人の率を意味します。3年生存率なら100人のうち96・1人が、5年生存率なら94・9人が生きているということは、ほぼ全員の胃がんが治ると考えていいでしょう。

一方、これをステージⅢ以降の進行がんで見ると、3年生存率、5年生存率ともに急激に減少します。早期治療がいかに大切かを実感していただけるはずです。

図2-5　胃がんの発生と生存率

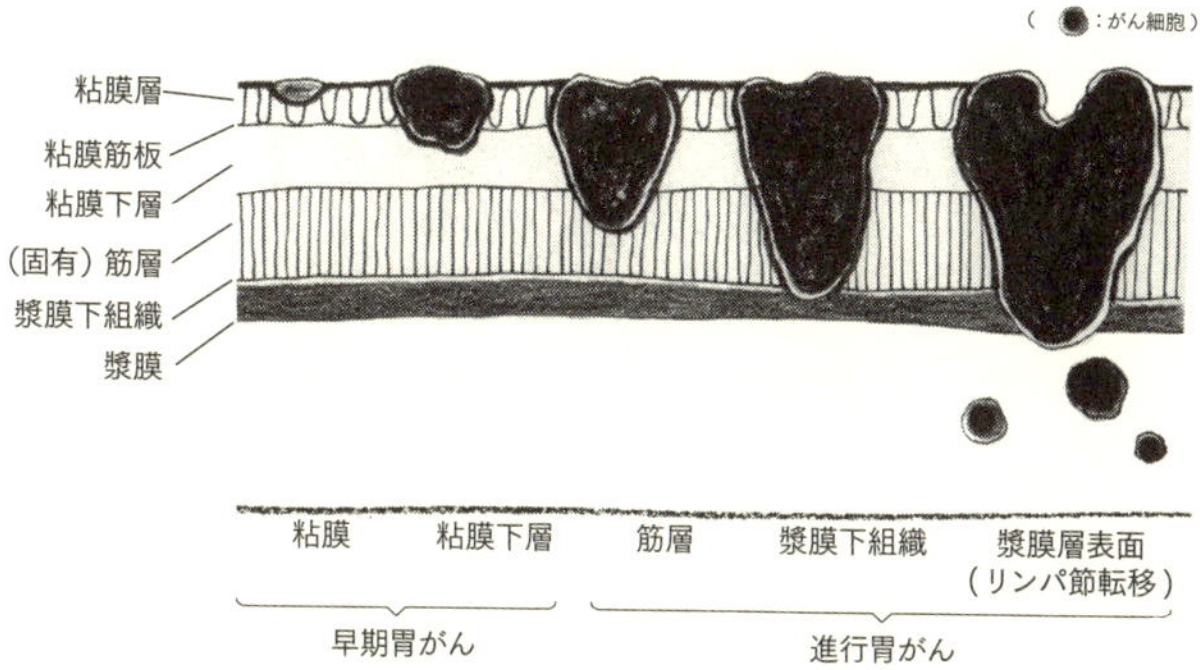

胃がんの生存率

	3年生存率（2011）	5年生存率（2008−2009）
ステージI	96.1%	94.9%
ステージII	74.4%	68.2%
ステージIII	55.3%	43.4%
ステージIV	14.1%	9.6%

注）ステージIIIは、胃壁外浸潤、リンパ節転移
　　ステージIVは、遠隔転移等のあるもの

国立がん研究センターの統計より

心得その9

胃がんの手術、早期発見なら内視鏡でラクラク

胃がんの手術というと、腹部を開く外科手術を思い浮かべる人が多くいますが、ほかにも方法があります。それが内視鏡手術です。がんが粘膜内にとどまっている状態の早期胃がんなら、ほとんどは内視鏡でがん細胞を取り除くことができるのです。

内視鏡を使った場合、体にメスを入れることがないので、体への負担がグッと少なく済みます。胃の粘膜には神経がないので、切るときに痛みを感じることもありません。それを知ると、なおさら早期胃がん、しかもがんが粘膜にとどまっているうちに対応をしておきたいことになります。

胃がんは早期発見が大原則ですが、厄介なことが一つあります。それは、早期がんのときには自覚症状がほとんどないことです。

胃の不快感や胸焼け、吐き気、食欲不振といった症状が出ることもあるのです

が、これらはすでにお話ししたように機能性ディスペプシアや胃潰瘍でも見られる症状です。

ここで「大したことはない。そのうち治るさ」と軽くとらえてしまうことが何より怖いのです。放置は、もし胃がんであればみすみす進行を許すようなもの。胃薬で対処しようとするのも考えものです。

私の知っている患者さんでは、胃の調子が悪いからと胃薬を飲んでいたら一時的に症状が改善し、胃カメラの予約をキャンセル。1年半ほどあとに再受診したときには肝臓に転移のある進行がん。残念ながら手遅れで亡くなったという例もあります。

当院の患者さんを対象に統計を取ったところ、胃がんの方とそうでない方が胃薬を飲んだときに感じた改善度に大きな差はありませんでした。これは、実際には胃がんがあるにも関わらず、下手に胃薬を飲んだおかげで発見が遅れる可能性があることを意味します。

胃がんを早期発見するために何をすべきかは、別の項目で改めてお話ししますが、その前に、まずは「ピロリ菌（ヘリコバクター・ピロリ）」について知ってほしいと思います。

心得その10
ピロリ菌を知ることは胃がんを防ぐ大前提

私は、胃がんに対しては三段構えで立ち向かう必要があると考えています。

第一に「がんの発生そのものを防ぐこと」
第二に「がんを早期に発見すること」
第三に「適切な治療をし、再発を防止すること」

この三段構えの最初が「ピロリ菌の除菌」です。

ピロリ菌の歴史は、１９８２年、オーストラリアの２人の医学研究者が胃の粘膜に細菌が棲んでいることを発見したことに始まります。この発見は医学界に大きな驚きをもたらしました。なぜなら、強力な殺菌作用を持つ胃の中で生きていられる細菌がいるとは、それまで誰も考えたことがなかったからです。

外部から侵入する細菌を軒並みやっつけてしまう過酷な環境でなぜ生息していられるのかは、研究者ならずとも興味をひかれるところでしょう。そして、何をしているのかも……。

世界中で研究が進められた結果、さらに驚くべきことが分かりました。それが、これまで再三にわたって触れてきた「胃炎・胃潰瘍・胃がんを引き起こすのはピロリ菌だった」という事実です。さらに、十二指腸潰瘍もピロリ菌が引き起こす病気と指摘されています。

これらの病気は昔から人類を悩ませてきました。それでいて原因は特定できず「恐らくは胃酸に何らかの影響があるのだろう」といった程度の捉え方がされていたのです。

しかし、実際には「犯人」は別にいました。しかも意外な姿で。長年人類を苦しめてきた病気の原因が特定できたということで、ピロリ菌発見者の2人はノーベル賞を受賞しています。それだけ大きな功績だったのです。

では、なぜピロリ菌は胃の中で生きていけるのでしょうか？

それはこの菌が持つ「ウレアーゼ」という酵素に関係があります。のちに、ピロリ菌はウレアーゼによって自分の周りをアルカリ性に保つことが分かりました。これを使って胃酸を中和させ、生き延びているというわけです。強力な殺菌作用を持つ胃酸ですが、中和されるとさすがにその働きを失ってしまいます。

ピロリ菌に感染した胃粘膜は刺激を受け続け、炎症（胃炎）を起こします。この胃炎は徐々に広がり、胃粘膜全体を傷つけ、慢性胃炎へと進展します。さらに環境因子などの要因が加わると胃潰瘍や十二指腸潰瘍、腸上皮化生（胃の表面が腸の表面に似たものに変化すること）などを引き起こし、胃がんができやすい状態へと変化していくわけです。

広島大学病院のデータですが、胃がんになった患者さん2532例のうち、ピロリ菌に感染していなかった人は、わずか14人（全体の0・5％）でした。また、国

図2-6　ピロリ菌の感染経過

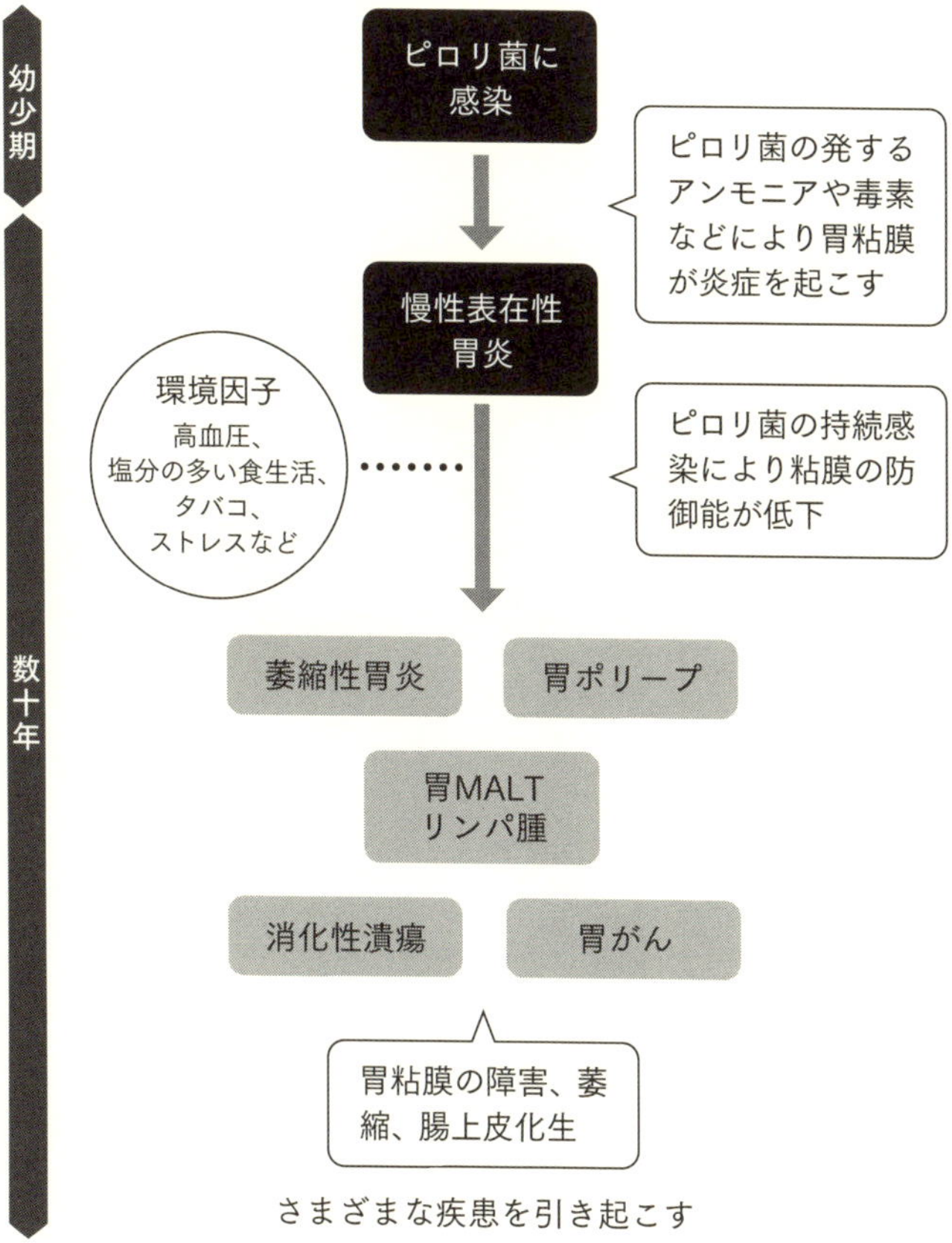

連の専門機関であるWHO（世界保健機関）の国際がん研究機関は「ピロリ菌除菌には胃がん予防の効果がある」ことを正式に認めています。

心得その11

40代以上は、ピロリ菌保持者の可能性を疑うべし

もちろん、ピロリ菌に感染した人すべてが胃がんになるとは限りません。感染していても症状が出ない人も少なくはないのです。それでも「脅威」として考えるか考えないかは大きな分かれ目といえるでしょう。

「でも、自分の周りでピロリ菌に感染している人は聞いたことがないけど？」と楽観的に考える人もきっといるはず。しかし、具体的な数字を出せば、日本人でピロリ菌に感染している人は約3500万人といわれています。「自分は感染しているはずがない」と楽観できるレベルの数字ではないということです。

また、若い人には少なく、10代から30代は3〜15％程度といわれています。上下

水道の普及が十分ではなかった時代に生まれた中高年以上の方に感染者が多いという事実があり、このことから幼児期の衛生環境によって感染率が高まることが指摘されています。

だからといって「自分は若いから大丈夫」と思うのは賢明ではありません。以前、当院に17歳の患者さんが胃カメラおよび（できれば）ピロリ菌の検査を受けたいと受診されたことがあります。「若いのに珍しいな」と思って理由をうかがったら、お兄さんを胃がんで亡くされたからとのことでした。

その患者さんのお兄さんは19歳で発症し、20歳で亡くなったそうです。近しい家族が胃がんで亡くなると、ピロリ菌検査の重要性が身にしみて感じられるはずです。

ピロリ菌に感染するのは、免疫機能が未熟な5歳までとされています。その期間内に感染してしまうと、そのまま定着し、除菌をするまで胃の中に定着し続けると考えてください。

上下水道が普及し、衛生環境が改善されている今は安心……と言いたいところですが、ピロリ菌は経口感染です。例えば、おじいさん、おばあさんが、お孫さんに口移しで食べものを与えたりした際に、意図せず感染させてしまうということもあるのです。

当人にとっては愛情表現かもしれませんが、実は胃がんの種を植え付けているのと同じこと。乳幼児を持つ方は特に気を付けるようにしてください。ピロリ菌を次の世代に伝えないことは、高齢の世代の責任なのです。

心得その12

「いるかどうか」はすぐに分かる。ピロリ菌を確認すべし

では、自分がピロリ菌に感染しているかどうかを知るにはどうすればいいのか――。

幸いなことに検査方法は6種類もあります。大きくは「内視鏡を使う方法」と「内視鏡を使わない方法」に分かれており、おのおの3つの検査方法が確立されて

います。

内視鏡を使う検査方法には「迅速ウレアーゼ試験」「鏡検法」「培養法」がありま す。これらは内視鏡で胃の組織を採取し、それをもとに調べるという検査方法で す。

まず迅速ウレアーゼ試験。ここでいうウレアーゼとはピロリ菌が持つ酵素の一つ です。この酵素はアンモニアを作り出すので、その有無によってピロリ菌がいるか どうかを判断します。

鏡検法は採取してきた胃の組織を染色して顕微鏡で観察する方法、培養法は胃の 組織を培養してピロリ菌が増えるかどうかを調べる検査法です。

次に、内視鏡を用いない検査方法を見ていきましょう。こちらにも3つの方法が あり、それぞれ「抗体測定」「尿素呼気試験」「便中抗原測定」という名称が付けら れています。

抗体測定は、血液や尿を採取し、ピロリ菌に関する抗体があるかどうかを調べる 方法です。尿素呼気試験では、検査用の薬を服用し、呼気（吐いた息）を調べてピ

図2-7　保険診療で認められている検査法

侵襲的検査法

内視鏡検査により採取した生検組織を用いる方法

- 迅速ウレアーゼ試験
- 鏡検法
- 培養法

非侵襲的検査法

内視鏡を用いない方法

- 尿素呼気試験
- 抗ピロリ抗体測定
- 便中ピロリ抗原測定

ロリ菌に感染しているかどうかを確認します。便中抗原測定は便を採取し、ピロリ菌に対する抗原があるかどうかを調べる検査方法です。抗原が見つかればピロリ菌の感染が疑われます。

私がお勧めするのは精度が高くて負担が少ない尿素呼吸法です。

また、つけ加えるなら、どれか一つだけではなく、複数の検査を受けることが望ましいと考えています。そのほうがより正確な判断を下せるからです。なお、内視鏡検査を数多く経験している医師が胃の中を見ると、ピロリ菌がいるかいないか、かつては存在していたか否かといったことまで分かります。

検査でピロリ菌感染が分かったという人の約7割が人間ドックがきっかけというデータがあります。人間ドックでは健康保険が使えないので自費となりますが、次のいずれかが当てはまる人は、健康保険の適用対象となります。

・ピロリ菌による慢性胃炎の方
・胃潰瘍または十二指腸潰瘍の治療中または治療経験のある方
・胃MALTリンパ腫の方
・突発性血小板減少性紫斑病の方
・早期胃がんに対する内視鏡的治療後の方

ややハードルは高くなりますが、それでも受けないことで生じるリスクを考えると、ためらう理由はないはずです。まずは医師に相談してみてください。

コラム

若い人の80％近くがピロリ菌と胃がんの関係を知らないという事実

日立システムズの従業員約1万人を対象とした、ピロリ菌に関する意識調査を行ったデータがあります（芹澤宏、斉藤義正ら「JDDWおよび日本ヘリコバクタ学会2018」による）。一般の人がどれだけピロリ菌を知っているかを明らかにするための調査です。

それによると、40％の人は「ピロリ菌が胃がんの原因になることを知らない」ということが分かりました。ピロリ菌という名前は聞いたことがあるものの、それがどういうものかは知らないという結果です。特に、早めに除菌すべき20～30代の80％近くが「名前を知っているのみ」「名前も知らない」という結果になりました。それに伴ってピロリ菌検査の受診率も低く、3人に2人は受けていないことも明らかになっています。

ちなみにピロリ菌の名前を聞いたことがあるという人の情報源の多くがテレビ番組でした。名前は耳に入ってきたものの、詳しい情報を知るまでには至っ

アンケートの調査結果

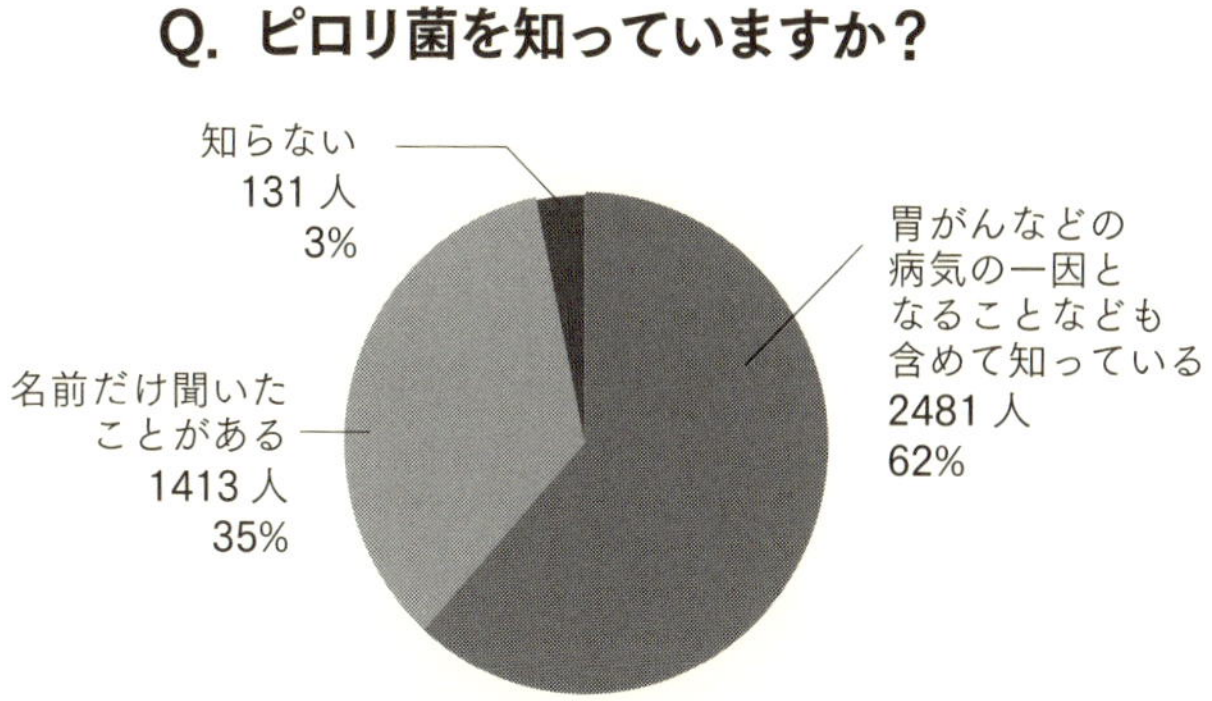
Q. ピロリ菌を知っていますか？
知らない
131 人
3%
胃がんなどの
病気の一因と
なることなども
含めて知っている
2481 人
62%
名前だけ聞いた
ことがある
1413 人
35%

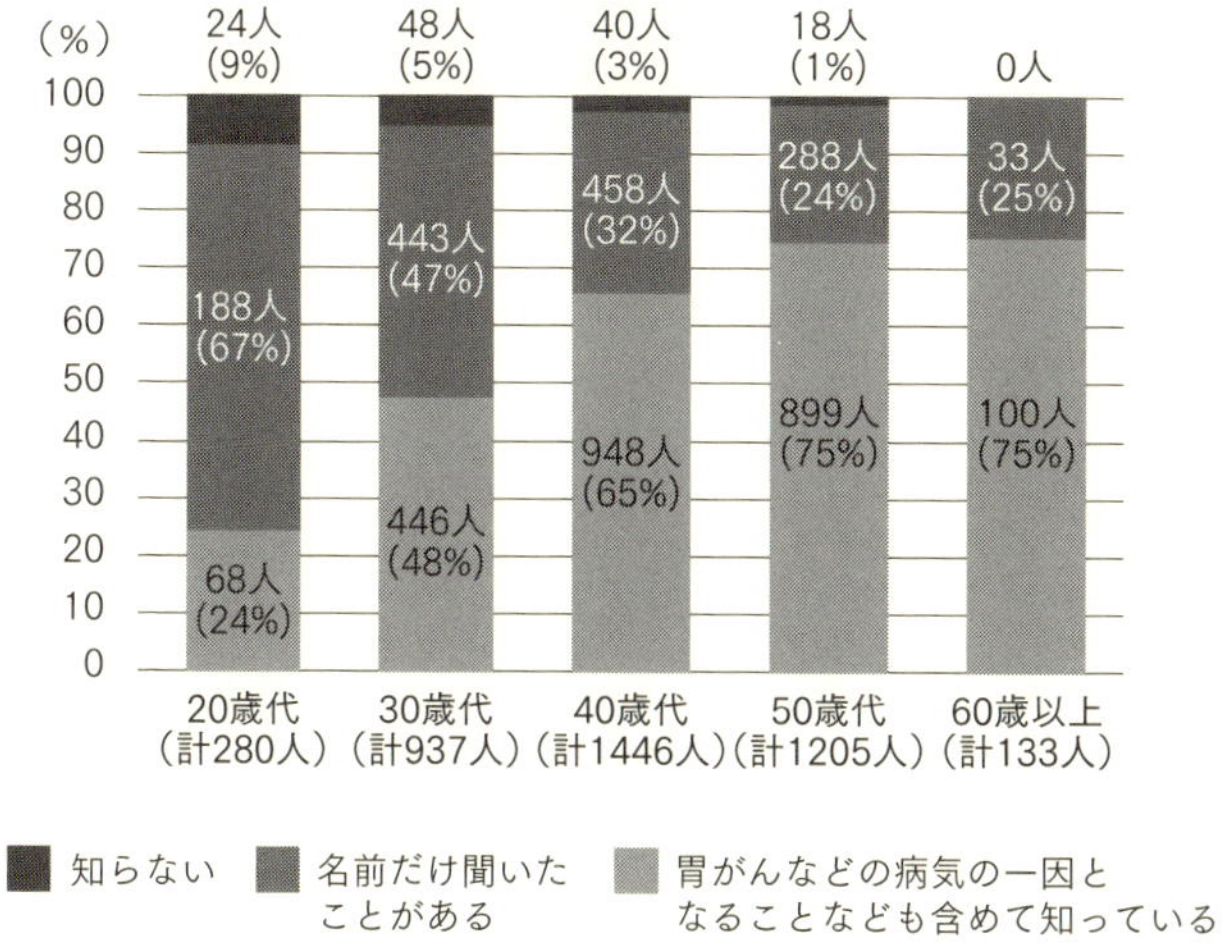
(%)
100
90
80
70
60
50
40
30
20
10
0
24人
(9%)
48人
(5%)
40人
(3%)
18人
(1%)
0人
188人
(67%)
443人
(47%)
458人
(32%)
288人
(24%)
33人
(25%)
68人
(24%)
446人
(48%)
948人
(65%)
899人
(75%)
100人
(75%)
20歳代
(計280人)
30歳代
(計937人)
40歳代
(計1446人)
50歳代
(計1205人)
60歳以上
(計133人)
知らない
名前だけ聞いた
ことがある
胃がんなどの病気の一因と
なることなども含めて知っている

ていないことがうかがえます。恐らく、こうした状況は日立システムズの従業員の方に限ったことではないでしょう。まだまだピロリ菌の情報は一般の人々に行き渡っていないのが現実のようです。

当院の患者さんに関していえば、ピロリ菌が胃がんの原因になっていることを知っている人は80%、検査を受けたことがある人は60%を占めました。胃腸科病院に通院するくらいですから、ピロリ菌に関する意識が高かったのだと考えられます。

それでもピロリ菌が胃がんの原因だと知らない人は20%、検査未受診の人は40%を数えます。医師の一人として、必要な情報はしっかり伝え、同時に啓発にも努めていかなければならないと実感しています。

心得その13
ピロリ菌感染、恐れるに足らず

いざ検査をしてピロリ菌に感染していることが分かってもショックを受ける必要はありません。ピロリ菌感染者が全て胃がんになるわけではないことはすでにお話したとおり。胃に症状がある方は、除菌することで症状が改善することもあります し、若い人ほど、除菌することで将来胃がんになる危険性を減らすことができます。しかし、将来がんができる可能性があるといっても今日、明日という話ではありません。その際に除菌するかどうかは、医師にアドバイスを求めるといいでしょう。

除菌療法では、胃酸の分泌を抑える薬を1種類、抗菌薬を2種類、合計3つの薬を1日2回、7日間にわたって服用します。要は薬を毎日飲むだけ。とても簡単な治療です。手術を受ける必要がなければ、通院の必要もありませんから、負担はとても少ないといえます。

ただし、注意点はいくつかあります。

まず、服用はよほどのことがない限り中止しないこと。自分の判断で服用をやめてしまうと、ピロリ菌が耐性を持つ（薬に対して抵抗力を付ける）ことがあります。これでは元も子もありません。

自分の判断で服用を中止するケースとしては、副作用に驚くことが多いようです。便が軟らかくなったり、下痢気味になったり、味覚異常になったり。こうした症状にビックリするわけです。また、服用をやめないまでも薬の量や飲む回数を減らす人もいます。しかし、ここは初志貫徹でお願いしたいところです。当院では、現在までに1万人以上の方に除菌治療を行っていますが、後遺症を残すような副作用が出た人は一人もいません。

ただ、症状がひどくなったときは医師に相談してください。発熱・腹痛を伴う下痢になったとき、下痢に血液が混じっているとき、そして発疹があったときなどは、薬を中止することがあります。

心得その14

ピロリ菌除菌と検査で胃がんを99％防ぐ

ピロリ菌の除菌療法を全て終えたからといって安心はできません。今度は「本当にピロリ菌が除菌できたのか」をしっかり確認してもらう必要があります。ここは何度でも強調しておきたいポイントです。

なぜこの部分を強調するのかといえば「薬を全部飲んだからもう大丈夫」と早飲み込みする患者さんが多いからです。「除菌＝安心」と思いたい気持ちは分かりますが、最後の詰めを甘くすれば、それでつらい目に遭うのは本人（とそのご家族）です。

除菌療法をしてもピロリ菌を全滅できないことに驚くかもしれませんが、何事も100％は難しいものです。一次除菌療法の成功率は75〜90％。かなり高い成功率ですが、それでも除菌しきれないケースがあることは知っておくべきでしょう。

実際に、ピロリ菌の除菌療法を受けたにもかかわらず、最終的な検査をしなかったがために、5年後に胃がんで亡くなった患者さんもいます。もし最終的な検査を受けていたら、ピロリ菌が完全に除菌できていなかったことが分かり、次の手を打てたはずです。

除菌が残念ながら失敗に終わったときには、二次除菌療法が用意されています。一次除菌療法と同様の薬を飲むだけですが、2種類使っていた抗菌薬のうち一つを別のものに変更します。毎日3つの薬（胃酸の分泌を抑える薬1種類・抗菌薬2種類）を2回、7日間にわたって飲み続け、その後4週間以上経ってから再び検査を行います。

二次除菌療法を行えば、一次と併せ99％の人が除菌に成功するといわれていますから、ここまでくれば、第一段階終了。先ほどの「がんの発生そのものを防ぐこと」の一部はクリアできるわけです。

しかし、残念ながら、除菌に成功した方にもがんができる可能性は十分残されています。この時期のがん細胞は顕微鏡でしか見えず、胃カメラで見ても分かりません。除菌により慢性胃炎の活動性を抑えることはできたとしても、細胞レベルで発

図2-8　検査間隔と胃がんの進行度

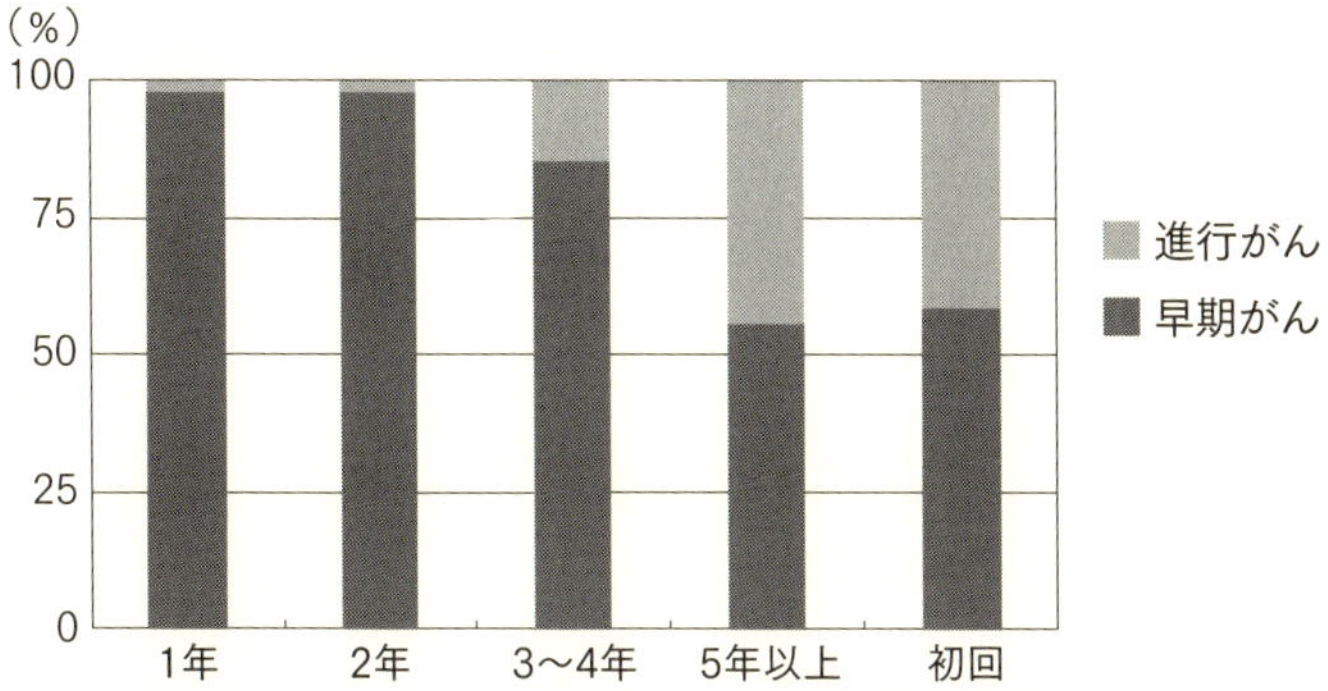

がん発見時から前回上部内視鏡検査までの期間が１〜２年の場合は、ほぼ早期がん。
５年以上開くと初回と進行がん比率が変わらない。

生しているがんを殺すことはできないのです。

そこで「胃がんは早く見つければ助かる病気」と私が強調していたことを思い出してください。胃がんは早期のうちに適切な処置を行えば、5年生存率は94・9％でした。となれば、早期のうちに見つければいいだけのこと。すなわち「検診」（定期検査）です。

当病院で発見された胃がん患者を対象としたデータがあります。発見時からさかのぼって、いつ内視鏡検査を受けたかを調べたものです。それによると、胃がん発見の1年および2年以内に胃カメラ検査を受けた記録のある方では100%近く「早期がん」の状態で見つかっています。3～4年で85%が「早期がん」でした。

ところが、これが5年以上検査をしていなかった場合となると、半数近くの方が「進行がん」の状態で見つかっています。つまり、1年または2年ごとに内視鏡検査を受けておけば早期の段階でがんを発見できるということです。

参考までに最近5年間の当院の数字を挙げると、内視鏡検査から1年以内に胃がんが見つかった30例のうち外科手術に至ったケースはわずか2例。内視鏡切除率は約97%となっています。

また、内視鏡検査から2年以内に見つかった87例に関しては外科手術に至ったケースが22例。内視鏡切除率は約75%です。早期がんが見つかったとき、体への負担が少ない内視鏡で切除したいのであれば「1年に1回の胃カメラ」がベストということです。

早期胃がんは恐れるような存在ではありませんので、適切な処置をすれば、命を落とす可能性はほぼゼロといえます。ピロリ菌の除菌と定期的な内視鏡検査。このコンビネーションはまさに「鬼に金棒」なのです。

ですから、特にピロリ菌感染の疑いのある中高年の方には、早急に検査を受けていただきたいのですが、一方で私が推奨するピロリ菌検査の「適齢期」は20歳まで。全体に徹底しやすいのは中学生のころです。免疫力も大人と同じくらい発達していますし、検査や治療も正しく行える年齢です。10代のピロリ菌保持者は5％（以下）程度ですから、このタイミングで除菌できれば、この世代の胃がん検診は必要でなくなり、胃がんを撲滅できる日も遠くはないと考えています。

コラム

高槻市は「胃がん対策先進都市」

当院のある大阪府高槻市では市民に提供する胃がん対策として、中学2年生を対象としたピロリ菌検査と成人を対象としたピロリ菌検査、さらに内視鏡検診の3つを用意しています。これは全国の自治体でも高槻市だけで、胃がん対策では先進的な取り組みを行っていると言えます。

しかし、実はそれも最近のこと。かつての高槻市は「後進国」だったのです。2005年の数字ですが、胃がん検診の受診率は全国平均で12・4%。大阪府全体では6・8%でした。高槻市単体で見ると、わずか3・4%。大阪府の43市町村のうちで39位という状況でした。

この状況を何とかしようと市内の医療関係者が連携を取り、2007年から個別検診の導入やがん検診精度管理委員会の発足および行政への働きかけ等をスタート。これには濱田市長をはじめ行政の協力が必要でしたが、私もその働きかけに中心的に関わりました。その後、行政や大阪医科大学の理解・協力のもと、今の充実した胃がん対策の確立に至りました。私自身もそのメンバーの一人として微力を尽くしたつもりです。

胃がんによる死亡者数は2010年以降、全国的に減ってはいるものの、40代以下の若年層に限っては横ばい状態が続いています。若年層に対しては早い時期のピロリ除菌が効果的ですが、2018年時点では、中高生を対象としたピロリ除菌を実施している市町村は35にしか過ぎません。この数をさらに増やしていくことが重要です。

高槻市の取り組みが着実な実績を積み上げることで、同じような取り組みが全国に広がっていくと確信しています。

心得その15
胃カメラを怖がってはいけない

当院を訪れた患者さんを対象に、胃がんが見つかったきっかけについてデータをまとめたところ、興味深い事実が浮かび上がりました。

慢性胃炎などの経過観察時の胃カメラによって見つかった方は37％、検診（胃バリウム検査）をきっかけに胃カメラ検査で見つかったのが13％、残りは50％です。「腹痛を感じたから」が29％を占めていて、次に「腹部に不快感を覚えたから」が15％、そして「吐血・下血をしたから」が6％となっています。これらはいずれも

図2-9　胃がん発見動機

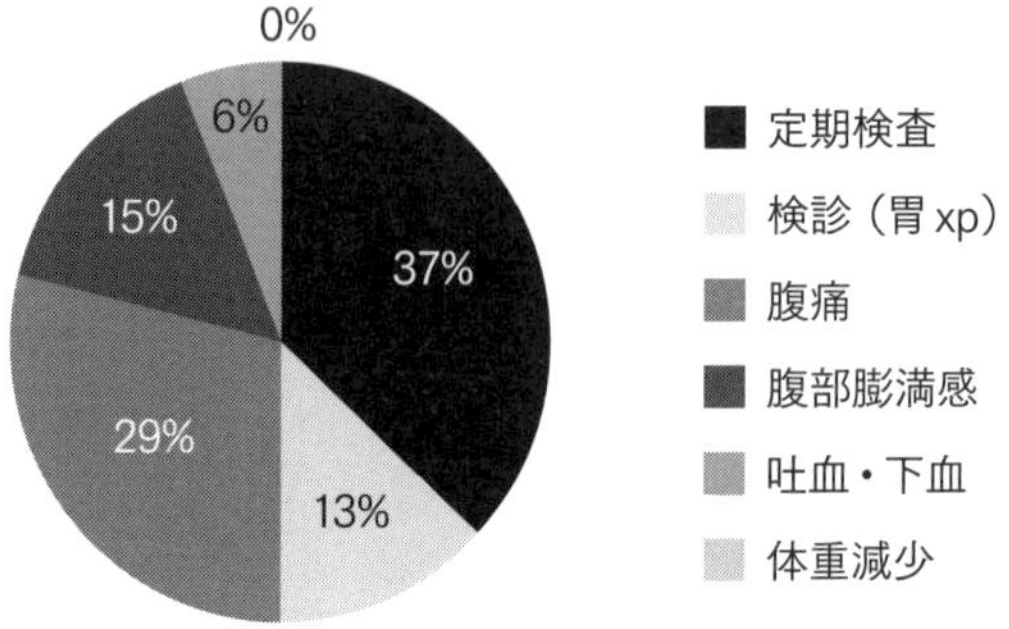

胃がんの発見動機は、定期検査が38%、検診が13%。
自覚症状が約半数。

当院調べ

自覚症状が出ているということです。

　胃がんは早期のときは自覚症状がほとんどないと説明しました。これは逆にいえば、自覚症状が出たときには、かなり進行している可能性が高いということ。実際、こうした自覚症状によって来院した患者さんのなかには「すでに手遅れ」と言わざるを得ない人もいました。

　前述の、5年以上にわたって内視鏡検査を受けておらず胃がんが見つかった人の約半数が進行がんだったことを併せて考えても、検査を受けることの重要性がお分かりいただけるはずです。

　また、当院では「がんの早期発見のた

めに定期検査が必要だと思いますか？」というアンケートも行っています。それによると「はい」と答えた方が74％を占めました。「分からない」と答えた方は11％、「いいえ」と答えた方は４％です（無回答は11％）。

ほとんどの方が胃がんの早期発見のために定期検査の必要性を感じていることが分かります。しかし現実には検査を受けない方が少なくありません。その理由についてもアンケートをしました。

それによるとダントツで多いのが「検査が苦痛」で半数以上。続いて「時間がない」「受診が面倒」「費用が高い」といった理由が並びます。

確かに、昔の胃カメラは苦しいものでしたから、「胃カメラはこりごり」と感じる人がいたと思います。しかし、医学の進歩と同様に医療機器も進化していますから、現在では胃カメラは細径化し、鎮静剤（眠り薬）を使えばほとんどの方が苦痛を感じることが少なくなっています。

実際、私の病院のアンケートでも、半数以上の方が「苦痛はなかった」と答えていますし、初めて胃カメラを経験した患者さんでは、「思っていたより楽」と答え

図2-10　内視鏡についてのアンケート結果

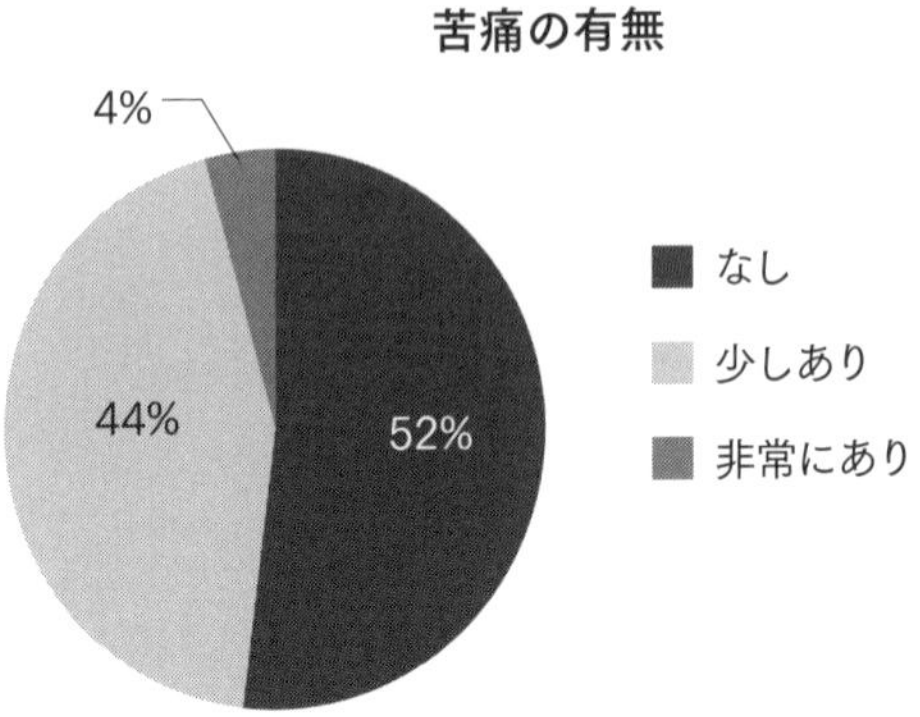

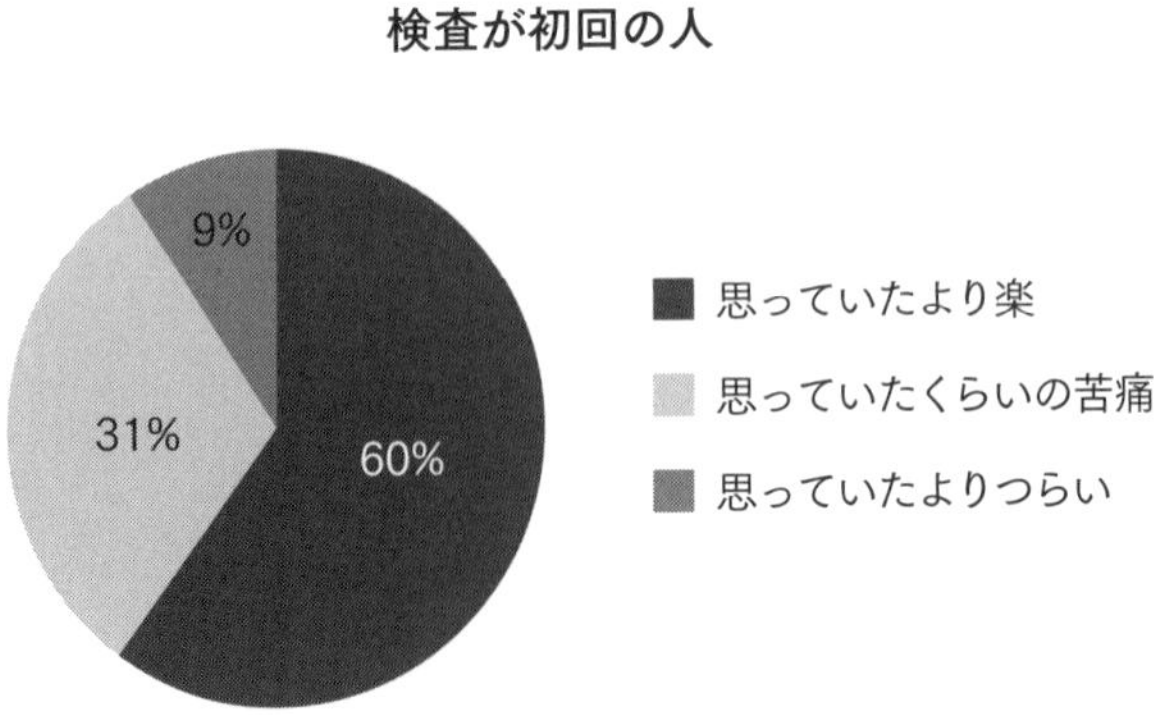

当院調べ

た人が60％を占めています。「思っていたくらいの苦痛」は31％、「思っていたよりつらい」が9％です。さすがに「苦痛がゼロ」とは言えませんが「そこまでつらいものではないですよ」とは言っておきたいところです。

準備は当日の朝食を抜くぐらい（飲水は可）で、検査に要する時間はわずか5分から10分。胃カメラは口から挿入するものと鼻から挿入するものとがありますが、どちらを選ぶかは本人次第。鼻のほうはレンズが小さいため解像度が若干低くなりますが、飲み込むのが苦手という人はこちらを選んでも構いません。医師のアドバイスも参考にしながら選択してください。

心得その16

朝になんだか胸がムカムカ。「胃食道逆流症」は生活次第で改善できる

近年、テレビなどで「逆流性食道炎」という言葉を耳にするようになりました。

これは「胃食道逆流症」のうちの一つで、病名からも察しが付くように、胃液が食道へと逆流することで不快な症状が起きてしまう病気です。

具体的にはみぞおちのあたりがじりじりする胸焼け、酸っぱいもの（胃液）がこみあげてくる呑酸《どんさん》、食道の粘膜が傷つく食道炎等が挙げられます。

胃食道逆流症は、次の3つのタイプに分けられます。

1. 自覚症状はあるのに、（胃カメラ上）食道炎はない
2. 自覚症状があって、（胃カメラ上）食道炎もある
3. 自覚症状はないのに、（胃カメラ上）食道炎がある

1のタイプを「非びらん性胃食道逆流症」、2と3を「逆流性食道炎（びらん性胃食道逆流症）」と呼びます。非びらん性胃食道逆流症は機能性疾患で、逆流性食道炎（びらん性胃食道逆流症）は器質的疾患ということになります。

胃食道逆流症は肥満の人のほうがリスクは高く、欧米に多いとされる病気でし

図2-11　胃がん対策のまとめ

若年層	ヘリコバクター・ピロリ除菌
中年層	除菌＋定期的な内視鏡検査
高年層	定期的な内視鏡検査

た。しかし、現在では食生活の欧米化や病名が周知され診断の付く人が増えるなどの理由で、日本の成人の1割から2割がこの病気に悩んでいるといわれています。また、ピロリ菌に感染している日本人が少なくなり、胃の酸をたくさん分泌するようになったことも理由として指摘されています。

進行してもすぐに命を落とすようなことはありませんが、食事を楽しめなくなったり、睡眠にも支障を来したりと、健康に不可欠な「快食」と「快眠」が奪われてしまうので、なるべく早めに対応したいところです。

ちょっと症状が気になる程度であれば、基本は、胃液がたくさん出るような食事スタイルを改めること。具体的には、食べ過ぎや寝る前の食事の禁止です。また、脂っこいものやチョコレート、コーヒー、炭酸飲料、柑橘類、アルコールは人によっては遠ざけた方がいいでしょう。

なかなか症状が改善されなければ、食生活の改善に合わせて病院にも行くようにしましょう。その際にはできれば内視鏡検査を受けてほしいです。なぜなら、胃食道逆流症以外の病気である可能性も考えられるからです。

心得その17

お酒で赤ら顔は食道がんのリスクを疑え

食道の病気ついでに「食道がん」についても触れておきましょう。

まず、お酒を飲んで顔が赤くなる人は食道がんにかかるリスクが高いと肝に銘じてください。毎日3合以上飲み続けると、そのリスクは77倍にもなるのです。

なお、男性は女性の6倍、喫煙者は非喫煙者の9倍、アルコールを飲む人は飲まない人の4~8倍のリスクがあります。

食道はご存じのように、口から入った食べものを胃に運ぶ役割を担っています。

図2-12　消化管がんの頻度

	男性	女性
食道がん	43人に1人	217人に1人
胃がん	9人に1人	19人に1人
大腸がん	11人に1人	14人に1人

消化や吸収といった機能は持たず、まさに「食の通る道」です。

ただ、この道は「蠕動運動」という働きがあり、食べものが逆流しないようにしています。横になってものを食べても胃に運ばれていくのはこの蠕動運動のおかげです。

食道がんは胃がんと同じように、初期の段階では自覚症状がほとんど見られません。自覚症状があるとしたら、食道にしみるような感覚があるといった程度。大病が潜んでいるとまでは思いにくい点が厄介です。

症状が進むと食べものがつっかえているような感覚を覚えるようになります。食道が狭くなるので、食べものが通りにくくなり、さらに進行すると水を飲むことにも困難を覚えるようになってしまいます。

食道がんにかかる人は胃がんや大腸がんに比べてそれほ

ど多くはありませんが、確率が少ないからと油断してはいけません。食道がんには転移が早いという特徴があり、またバリウムを用いるエックス線検査では早期発見が難しいという面もあります。可能な限り、飲酒・喫煙習慣などリスクのある方は内視鏡検査で定期検査を行うようにしてください。

心得その18

全長およそ7メートル！　その長さにはわけがある

ここからは腸の病気について見ていきましょう。まずは胃の次につながっている「小腸」から。小腸の長さは、個人差はあるもののだいたい6～7メートル。細かく見ると、胃に近い順から「十二指腸」「空腸」「回腸」に分けることができます。

小腸がこれほど長い理由は「栄養をしっかりと吸収するため」です。

胃でドロドロになった食べものは小腸に送られ、アミノ酸やブドウ糖、グリセリド、脂肪酸といった成分に分解され、吸収されます。

図2-13　小腸の各部の名称

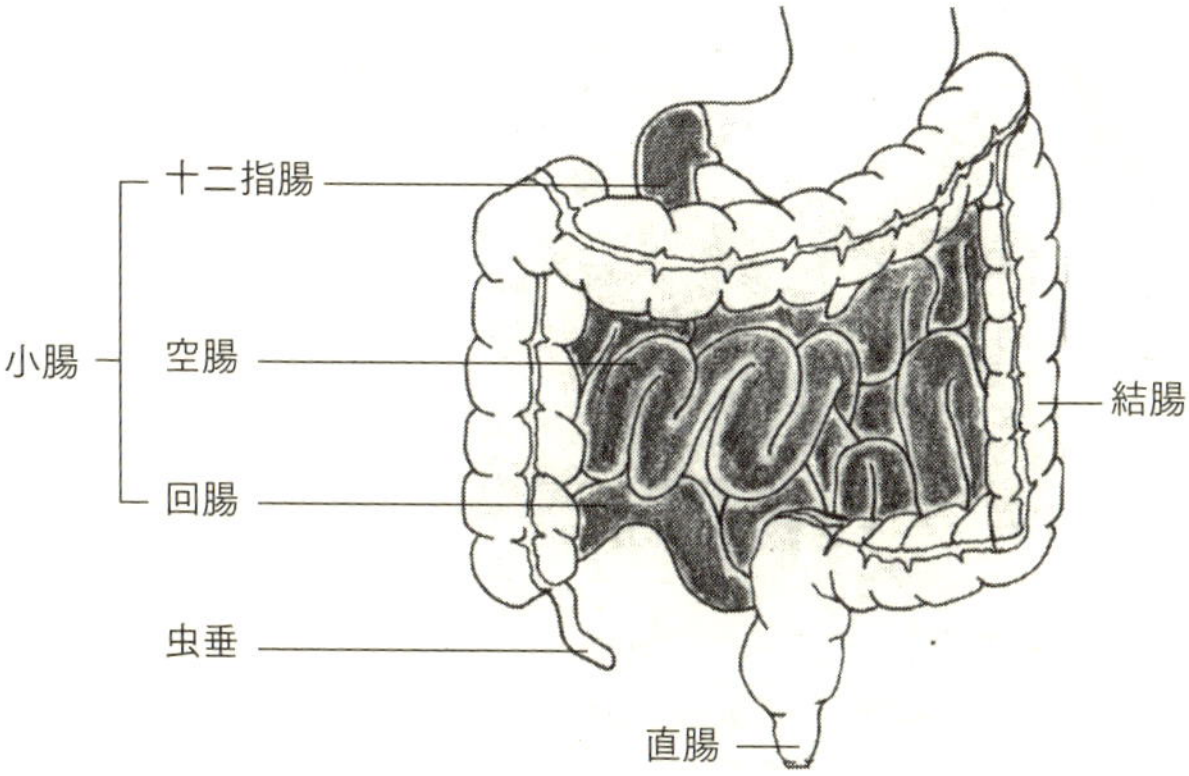

小腸の内側（粘膜）は「腸繊毛《ちょうせんもう》」という細かいひだがびっしりと覆っており、その先端にもまたさらに細かなひだ（微繊毛）があります。言うなれば絨毯《じゅうたん》のようになっているわけですが、このことで全体の表面積が大きくなって栄養成分をあますところなく吸収できるのです。ちなみに、小腸の表面積はテニスコート1面に匹敵するといわれています。

近年、腸には「免疫」の働きがあることが分かってきました。「免疫」とは外部から侵入してきた細菌やウイルスなどから身を守る働きのこと。例えば風邪をひきやすい人がいますが、こういう人は「免疫力」

が低く、ウイルスなどから身を守る力が弱いために風邪になるということです。

逆に免疫力が高いと、風邪やインフルエンザにかかりにくい傾向があります。また、近年では、がん治療の現場でも「免疫」が注目を集めています。免疫の「疫」とは疫病のこと。悪性の伝染病といった方が分かりやすいかもしれません。この「疫」から「免れる力」を腸は備えているわけです。

小腸は栄養成分を吸収するのが主な役割ですが、栄養成分と一緒に細菌やウイルスまで吸収してしまうと健康に影響が出てしまいます。そこで、小腸の粘膜には多くの免疫細胞が存在し、体に害を与えるものをうっかり吸収してしまわないよう、常に見張っているわけです。

心得その19

全身の健康を司る「腸内細菌」を大切に

次に「大腸」ですが、大腸は長さが約1・5メートル。主な役割としては「便を

図2-14　大腸の各部の名称

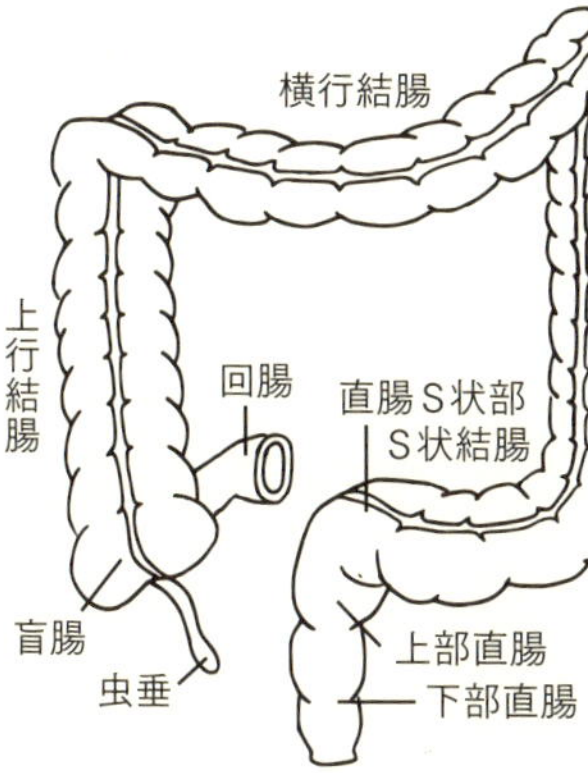

つくる」ことが挙げられます。

小腸から送り込まれた食べもののカスは栄養分を吸収されたといっても、水分が残っています。その水分を大腸はゆっくりと吸収していき、固形の便にするわけです。

大腸は細かく分けると「盲腸」「結腸」「直腸」から構成されています。

盲腸は小腸との結合部。よく「盲腸の手術を受けた」といいますが、この場合の「盲腸」は、盲腸から飛び出している袋状の臓器（虫垂）を指します。実は、虫垂は長らく、どのような働きをしているのかが分かりませんでした。役割が分からないうえに虫垂炎を引き起こすことから、「無用の長物」と見られていたこともありますが、最近では、研究によって「腸内細菌の状態を良好に保つ働きをしている」という説が出ています。虫垂もようやく日の目を見られるかどうか、今後の研究の成果が待たれるところです。

結腸はさらに「上行」「横行」「下行」「S状」に分かれますが、食べもののカスはこの結腸の中を上下左右に移動しながら、徐々に水分が吸収されて、やがて便になります。

便が直腸に届くと、直腸は脳に信号を送ります。それが「便意」となって肛門から便が排泄されるというわけです。

大腸には約100兆個もの腸内細菌がいて、顕微鏡で覗くとその分布はまるで花畑（[英] flora）のように見えることから「腸内フローラ」と呼ばれています。腸内細菌には体に良い働きをする「善玉菌」と悪い働きをする「悪玉菌」、どちらでもない「日和見菌《ひより》」があります。これらは、善玉菌が2、悪玉菌が1、日和見菌が7の割合が良いとされ、バランスが取れていれば、体にプラスの働きをしてくれます。プラスの働きの一つが「免疫」です。外部から大腸に侵入してきた「新参者」を追い払おうとします。害をもたらす菌はもちろんですが、体に有効な菌であっても快く受け入れようとはしません。

これは自分たちのいる腸内の環境を保とうとするためです。さしずめ「よそ者に自分たちの世界をかきまわされたくない」といったところでしょうか。結果として菌やウィルスは体外に排出されて健康を保つことができるというわけです。

ただ、腸の機能が弱ると腸内細菌たちの働きもにぶってしまいます。「腸活」に励んでいる人はご存じでしょうが、腸内の環境が乱れるとお腹の不調や肌荒れの原因になります。健康維持のためにも、腸を大切にし、腸内細菌に活発に働いてもらえるようにしましょう。

心得その20
若者層に増加中！　過敏性腸症候群に気を付けろ

さて、ここからは腸の病気について見ていきます。

胃のところでも触れましたが、腸の病気にも「器質的疾患」と「機能性疾患」とがあります。不調の原因が目に見える（内視鏡で確認できる）のが器質的で、できないのが機能性でした。

器質的疾患の代表的なものは「大腸がん」や「小腸がん」、近年増加している「潰瘍性大腸炎」や「クローン病」など。これらについては、また後ほど詳しく説明します。

一方、機能性疾患のなかで近年、注目を集めているのが「過敏性腸症候群」です。

大腸に炎症や潰瘍が確認できないにも関わらず、お腹が痛くなったり、お腹に不調を感じたり、それに伴い便秘や下痢を引き起こすという病気で、日本人の10人に1人がかかっているといわれています。直接命に危険が及ぶことはありませんが、日常生活への影響は少なくないため、早めの対策を講じたい疾患です。

過敏性腸症候群が起こる明確な理由は分かっていませんが、最近の研究では「不安（ストレス）」と深く関わっているのではないかという説が有力になっています。

例えば、学生時代の大切なテストのときや、仕事やプライベートで緊張を強いられるシーンで、急にお腹が痛くなった経験がある人もいるのではないでしょうか。

腸と脳には深い関わりがあり、脳がストレスを感じると腸の働きが必要以上に活発になったり、あるいは痛みを感じやすい知覚過敏になったりすることが分かってきました。これを「脳腸相関」と呼びますが、過敏性腸症候群の人はその傾向が強いと考えられるのです。

そのため、過敏性腸症候群は比較的真面目な人や内向的な人、不安を感じやすい人、うつ傾向のある人によく見られます。統計的には男性より女性が多く、高齢者より若年層の患者さんが多くなっています。

一方で、細菌やウィルスによる感染性腸炎を患ったことのある人は、その病気が治ったあとに過敏性腸症候群になりやすいともいわれています。感染性腸炎はそれほど珍しい病気ではないので、誰もが過敏性腸症候群になってしまう可能性があるということです。

過敏性腸症候群の診断基準は、次のようになっています。

・直近3カ月のうち、平均して1週間につき1日以上、腹痛が繰り返される。
・それに加えて、次のいずれか2つの症状が見られる。
（a）排便をすると症状が和らぐ
（b）排便の回数が減ったり増えたりする
（c）便が硬くなったり軟らかくなったりする

過敏性腸症候群の主な症状は腹部の痛みや不快感を伴う便通異常で、そのタイプは「便秘型」「下痢型」「混合型」「分類不能型」の4つに分類されます。分類の基準となるのが「ブリストル便形状尺度」という評価スケールです（図表2－15）。タイプ1とタイプ2に当てはまる人が便秘型の過敏性腸症候群。下痢型の人はタイプ6とタイプ7に、混合型はその両方（どちらにもなる）、そして分類不能型は形状では判断できないタイプ（ガスが関与するケース等）ということになります。男性に多いのが下痢型、女性は便秘型が多いという傾向があります。

先ほど、過敏性腸症候群は命に関わる病気ではないと言いましたが、機能性ディ

図2-15　ブリストル便形状尺度

タイプ1	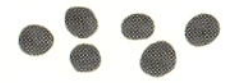	硬くてコロコロしたウサギの糞のような形。排便が困難。
タイプ2	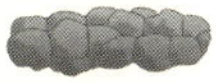	ソーセージ状で硬い便。
タイプ3	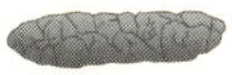	表面にひび割れのあるソーセージ状の便。
タイプ4	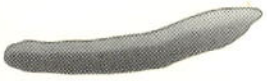	表面がなめらかで柔らかいソーセージ状の便。蛇のとぐろのような形状のものも。
タイプ5	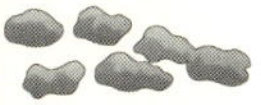	はっきりとしわのある柔らかい便。半分固形で排便は容易。
タイプ6		ふにゃふにゃで不定形。境界がほぐれていてドロ状になっている便。
タイプ7	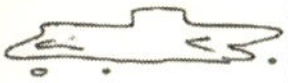	固形物を含まない液体状の便。

タイプ1～2：便秘　タイプ3～5：正常　タイプ6～7：下痢

スペプシアや胃食道逆流症など、他の機能性疾患の病気と合併しやすいという特徴を備えています。

炎症などが見られないのに胃の痛みやもたれを感じるのが機能性ディスペプシア、胸焼けや呑酸を感じるのが胃食道逆流症でした。過敏性腸症候群でこうした病気を合併する患者さんの割合は、健康な人に比べて2倍以上と考えられています。さらに、うつ病やパニック障害を引き起こす可能性があるともいわれます。

過敏性腸症候群の予防としては、不安・ストレスをできるだけ軽減させるライフスタイルを心がけることです。喫煙や飲酒などの悪い習慣を減らし、睡眠時間をしっかり確保するなど、自分なりに工夫する必要があります。残念ながら過敏性腸症候群には明確な予防策はありませんが、不安を減らすように心がけることは大切だといえるでしょう。

心得その21
「病は気から」。腸は意外とセンシティブ

過敏性腸症候群を引き起こす原因は「不安（ストレス）」である可能性が高いというお話をしました。実際に、当院を訪れる患者さんのなかにも不安そうな顔をした方が少なくありません。

その不安は、日常生活に原因があることもありますが、「自分は何か悪い病気にかかっているのでは……」という不安も多いようです。

過敏性腸症候群は日常生活への影響が出てしまいますから、不安によって生じた

病気に対して、さらに不安を感じて症状が悪化し……と、これはまさしく「負のスパイラル」です。

ですから、私は過敏性腸症候群の疑いがある患者さんに対して、まずこう尋ねるようにしています。

「この症状が出ることで、どんなことに困っていますか？」

この問いに対する答えはさまざまです。学生なら通学中や授業中にお腹が痛くなって困る、トイレに行きたくなるけど周りの目が気になって……といった悩みが出てきます。会社員なら通勤中か会議中、大切な商談の前に……といったケースです。

身に覚えがある人も多いと思いますが、人間は「それを意識しないようにすると、余計に意識してしまう」という心のクセがあります。

過敏性腸症候群にもそれが当てはまって「あまり気にしない方がいい」と頭では分かっていても、一方で「またトイレに行きたくなったらどうしよう……」「お腹が痛くなるんじゃないだろうか……」と思ってしまうことが少なくありません。

「また、あの症状が起きてしまったら」という別の不安が生じるのです。

図2-16　予期不安のイメージ

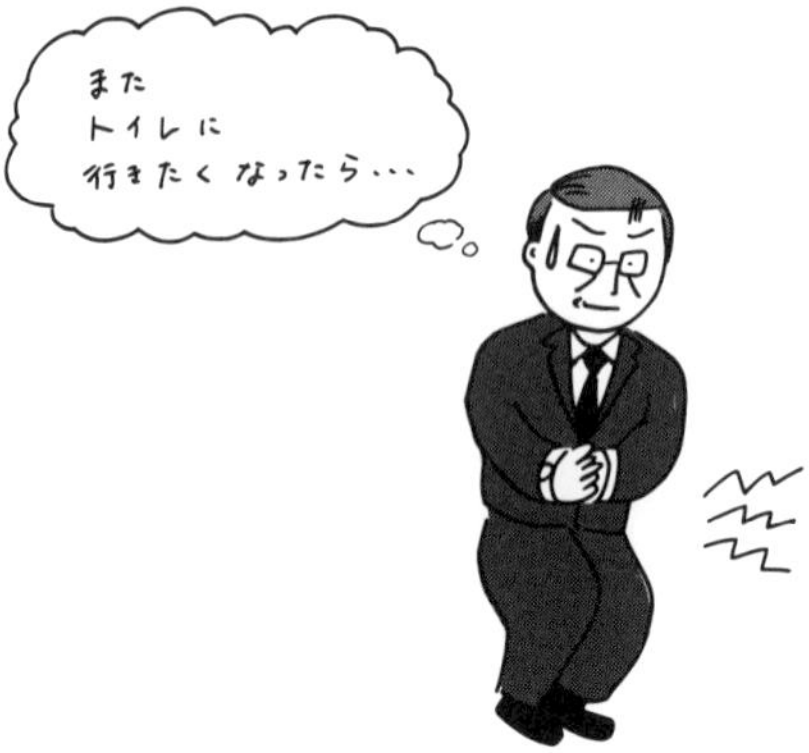

これを「予期不安」と呼びますが、どちらを向いても不安が立ちはだかるという状態は、言うまでもなく大変なストレスです。

まず大切なのは、この「過敏性腸症候群」という病気への理解です。

この病気は良性の病気で、うまく対応すれば普通の生活に戻れること。通常、がんとは関係のない病気であること（ただし大腸カメラ等の検査をしたことがなければ確認する必要がある）。

そのうえで、困っている状況を確認し、患者さん個々に対応法を伝えます。ベースとなる薬を設定しますが、個別に状況が異なるため、例えば大切な会議中にトイレに行きたくなる人には、会議前に下痢止めを飲むなどの対応を提案します。

これにより不安が軽減し、「この方法（薬を飲む）なら良くなる」と思うことができれば、事態は好転するもの。

実際、私が参加した臨床試験では、他の病気の臨床試験より過敏性腸症候群の患者さんの「気の持ちよう」が症状の緩和に大きな割合で関与したという報告があります。

薬の臨床試験では、その効果を確認するため、薬の成分が入っているものと入っていないものを飲んでもらい、差を確認していきます。その際には見た目や味に変化を付けず、被験者がどちらを飲んだかを分からなくしているのですが、その臨床試験では、効果がないほうを飲んだにも関わらず、症状が改善したというのです。

これは「プラセボ（偽薬）効果」と呼ばれるもので、分かりやすくいえば「思い込み」です。試験としては失敗かもしれませんが、効果があった事実は軽視できません。

「病は気から」ということわざがありますが、この言葉が示すように、気の持ちようによって病気になることもあれば、病気が良くなることもあるのです。不安・ストレスなど心理的な要因が大きい過敏性腸症候群などは特にそれが当てはまります。

それだけに、過敏性腸症候群の治療に当たる医師は、患者さんにまずは安心感を与えることを常に意識すべきだと私は考えています。

そのうえで薬を用いるようにするとしても、前提として生活習慣の改善は不可欠です。規則的で栄養バランスの取れた食生活や十分な睡眠時間、運動不足の解消など生活のリズムを安定させるように心がけると、それだけ不安・ストレスも軽減されていきます。

下痢・便秘・腹痛・腹部膨満感などの症状に対し、食事指導や薬物を合わせて対応します。このうち便秘については、後ほどまた詳しくお話しすることにします。

心得その22

日本人女性は「大腸がん」に要注意

大腸がんは、日本人の部位別がん死亡数で肺がんに次いで2位の病気です。胃がん以上に罹患する可能性が高いともいえますが、特に気を付けてほしいのが女性のみなさんです。

他のがんとの兼ね合いになりますが、女性のがんの部位別死亡数では大腸がんが第1位で、これは世界でも日本だけのこと。他の国々では乳がんや子宮頸がん、肝がん、胃がんで亡くなる女性が多いのですが、日本だけはなぜか大腸がんが1位なのです。

高齢化と肥満が大腸がんの増加に関与していると考えられていますが、胃がんとピロリ菌のようにハッキリとした関係が特定されていません。ただ、下剤（刺激性）の常用者は大腸がんにかかった比率が高かったという報告があります。これについては「便秘」に関連した項目で詳しくお話ししていくことにしましょう。

図2-17　部位別がん死亡数

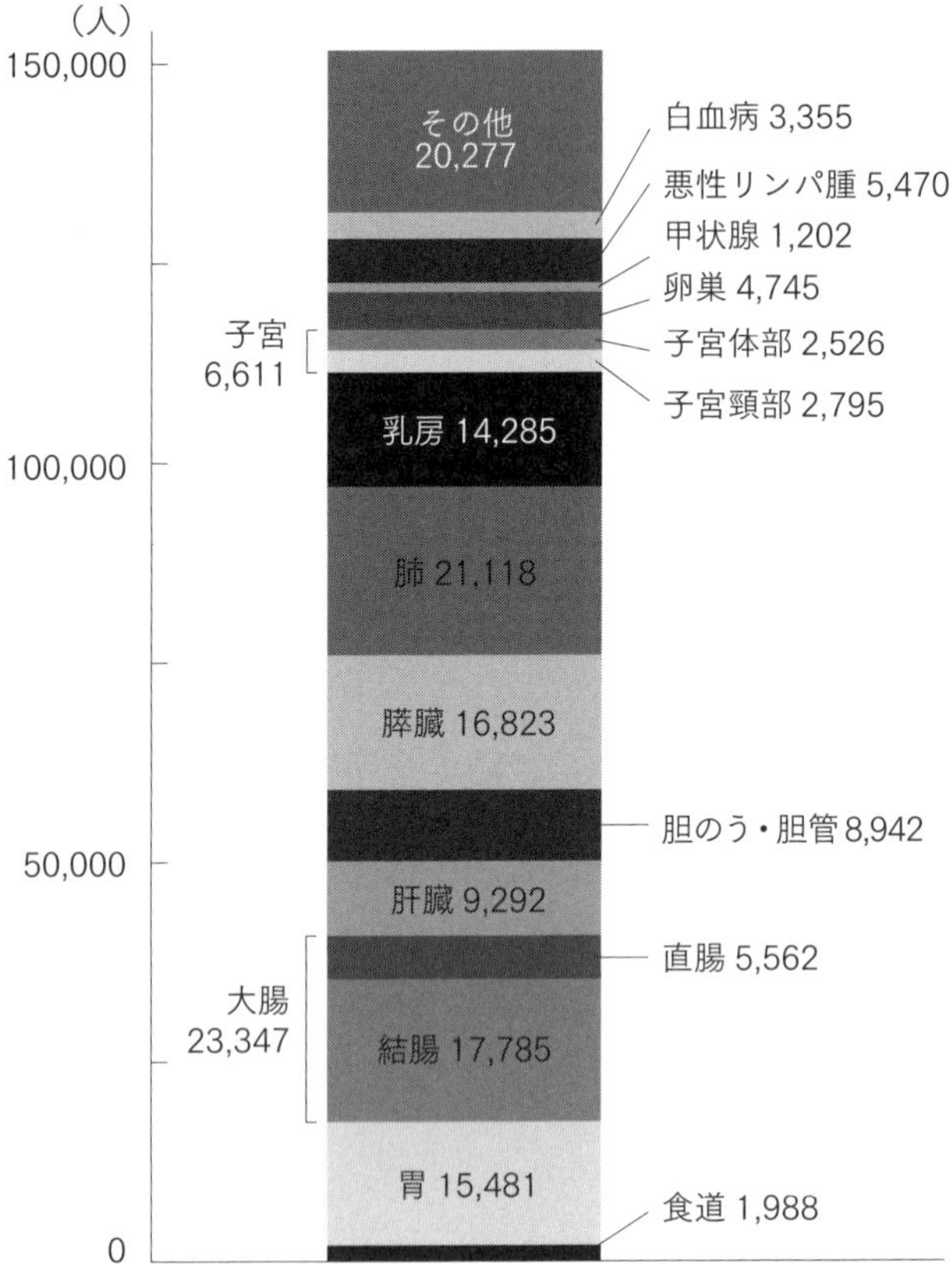

国立がん研究センター「がんの統計'18」より

「大腸がん」とは大腸（結腸・直腸）にできるがんのことです。大腸が結腸と直腸と盲腸に分かれているというお話はしましたが、結腸のなかでも「S状結腸」と呼ばれる部分、そして直腸部分にがんができやすいというのが日本人の特徴です。

大腸がんにも早期がんと進行がんがあり、早期のときに見つけることができれば、それほど恐れることはありません。特に大腸がんは他のがんと比べて生存率が高く、比較的治りやすいがん（病気）といえます。

早期がんと進行がんの違いは胃がんと同じで、「どこまでがんが広がっているか」で区別されます。

大腸は表面（内側）から外側に向けて「粘膜」「粘膜下層」「固有筋層」「漿膜下層」「漿膜」の5層から成り立っていて、このうち、粘膜と粘膜下層までにとどまっているがんを早期、固有筋層より先まで広がっているがんを進行がんと分類しています。「粘膜下層」より下の層にいけばいくほど、他の臓器への転移の割合が高くなります。

ちなみに粘膜や粘膜下層の段階、つまり早期のうちに治療をしたら5年生存率は

94％と高く、まず心配することはありません。

ところが、初期の段階ではほとんど症状が現れません。ひそかに進行していく点が厄介なところです。

がんが進行すると血便が出る、下痢と便秘が繰り返される、便が細くなる、便を出し切った感じがしない、お腹に張りを感じるなどの症状が出てきます。ほかには腹痛や貧血、体重減少などの症状も見られます。

下痢や便秘は新しい症状ではなく、また血便や下血も「いやだな、痔かな？」と思ってしまいがち。そこでつい油断をしてがんの進行を許してしまうこともあるので、少しでも異常を感じたら早めに診察を受けるようにしたいものです。

特に女性は「痔なんて恥ずかしい……」と受診をためらいがちですが、痔ではなかったときのことを考えれば、そうは言ってもいられません。自覚症状が現れてからでは「遅きに失する」可能性が出てきます。自覚症状がない段階で発見された大腸がんの治療成績は非常に良いのですから、定期的な検診はぜひ心がけてほしいところです。

大腸がんと相関関係のある生活習慣には、飲酒や高脂肪食、運動不足がありま す。肥満傾向の人には、発症率が高くなるというデータが出ています。

さらに言えば、高齢化にも関係がありますが、これは避けようがありません。飲酒・高脂肪食・運動不足は自らの意思によって改善できるので、日々意識するようにしたいものです。

また最近では、歯周病菌が大腸がんに関わっているという報告もされています。協同乳業株式会社と横浜市立大学の共同研究によると、大腸がん患者からがん組織と唾液を採取して調べたところ、大腸がんと唾液で共通の菌株が見られた患者は4割以上だったということです。その菌は歯周病菌の原因として知られる「フソバクテリウム・ヌクレアタム」というもので、従来、腸から検出されることはほとんどありません。

この結果によって、歯周病に関わるフソバクテリウムが大腸がんの発症や悪化に関与している可能性が示され、大腸がんの新しい治療法や予防法の発見が期待されています。歯磨きに、歯間ブラシ・デンタルフロスなどを加え、口腔ケアをきちんと行うことが大切な予防の一つになる可能性もありそうです。

心得その23

検便検査で見つかる大腸がんは進行がんが大半

大腸がんの検査（検診）では一般的に「便潜血検査」が用いられます。便に血液が混じっているかどうかを調べる検査ですが、なかには「そんなのわざわざ調べてもらわなくても目で見て分かるのでは？」と思う人もいることでしょう。

前項でも触れましたが、明らかに目で確認できるくらいの血便が出ていたなら、それはかなり進行した大腸がんが発生している可能性があります。

それ以前の段階で発見する必要があり、肉眼では確認できないものの、化学的な検査で血液が混じっているかどうかを調べるのが便潜血検査です。

大腸の便潜血検査には、毎年受けることで約70％の死亡率の減少効果があるといわれており、私の病院がある大阪府高槻市においても、検診から毎年約１００人の新たな大腸がんが発見されています（検診発見の大腸がんの予後は良好で、受診率の増加とともに発見大腸がん数が増加しています）。

この検査のメリットはほとんど手間がかからないこと。便をほんの少量採取し、それを専用容器に収めて提出すればいいだけです（検査の精度を高めるために2日分の便を提出するのが一般的）。自宅でできるうえに、食事制限の必要もありません。

この便潜血検査の結果が「陽性」であれば便に血液が混じっている、つまり腸に出血が見られる可能性があるということなので精密検査を受けることになります。ただし、痔など肛門からの出血なのか、がんなのかは便潜血検査だけでは区別できません。

精密検査の方法としては、通常は全大腸内視鏡検査が行われ、便潜血検査をもう1回やるという選択肢はありません。便潜血検査が陰性でも病気になっている可能性があるからです。

便潜血検査の結果が「陰性」であれば、ひとまずは安心……なのですが、私としては大腸内視鏡検査はどこかのタイミングで受けてほしいと考えています。

というのも、便潜血検査はもっぱら大腸の「進行がん」（特に直腸・S状結腸がん）の発見を目的とした検査だからです。「早期がん」に対する発見感度は高くなく、もし早期がんだった場合、便潜血検査ではカバーしきれない面があるのです。現実に、10㎜以上のポリープでの陽性率は、10～25％、早期大腸がんで約30％という報告があります。

この数値だけ見れば、「便潜血検査でも早期がんを見つけるには十分では？」と思うでしょうが、これが内視鏡検査だと早期発見できる確率がグンと高まるのです。

ハーバード大学で研究をしている西原玲子さんの論文によると、たった1回の大腸の内視鏡検査を受けた人が大腸がんで亡くなる率が、約7割も下がったとのこと。それだけ早く見つけることができたという事実を考えると、やはり便潜血検査に大腸内視鏡を加えたほうがより安心……ということです。

心得その24
大腸ポリープ、なかには放置していいものも

ここからは大腸ポリープについてお話ししていきましょう。大腸ポリープは大腸がんにつながる可能性のある病気。しかし「絶対に大腸がんになるか」といえば、そうでもありません。「大腸ポリープができたら、がんへのカウントダウンが始まったようなもの……」と間違った思い込みで頭を抱えないよう、正しい知識を身に付けてほしいと思います。

まずは、「大腸ポリープには放置していいものがある」ことを知ってください。必ずしも「大腸ポリープ＝大腸がん（およびその予備軍）」というわけではないのです。

大腸ポリープとは、大腸の表面にできたイボ状のものを指します。大腸の内側の表面、大腸がんのところでもお話しした「粘膜」と呼ばれる部分にできるのが、大腸ポリープです。

このポリープは大きく2つに分けられます。一つは「腫瘍性ポリープ」で、もう一つが「非腫瘍性ポリープ」です。察しのいい方ならすでにお分かりのように、一般的に前者が放置してはいけないもの、後者が放置してもいいものです。

大腸に腫瘍性のポリープがあると判明すれば、いずれにせよ大腸がんになるのを防ぐために治療が必要になってきます。

一方の非腫瘍性ポリープは、先ほど説明したように放置しても心配のないものが大半で、種類としては「炎症性ポリープ」「過形成性ポリープ」「過誤腫性ポリープ」などがあります。

検査を受けた結果「非腫瘍性ですね」と言われたら、ひとまずは安心してください。

大腸ポリープは多くの場合、自覚症状はありません。

ただ、まったくゼロというわけでもなく、肛門の近くにポリープができたときは便に血液や粘液が混じることがあります。

一般的に大腸がんができるのには2つのルートがあります。一つは、いきなり大腸がんができるもの。もう一つはポリープを経て大腸がんができるルートです。後者のほうが当然進行は遅く、頻度が高いといわれています。そのため　大腸ポリープの切除が大腸がんの発がん予防につながるわけです。実際、1回の大腸ポリープ切除で、3年後の大腸がん死を約50％抑制したというデータがあります。

心得その25

名医は大腸ポリープ・大腸がんを見逃さない

内視鏡検査でポリープが見つかり、それが腫瘍性ポリープだったとしたら、そのまま放置するわけにはいきません。しかるべき処置を取る必要があります。ただ、その「しかるべき処置」の多くは内視鏡治療でカバーすることができます。

大腸がんの検査では、通常、内視鏡検査が行われると前述しましたが、それは精度が高いという理由があるためです。胃がんの場合と同じです。

バリウムを注入してエックス線で検査する「注腸エックス線検査」は、病変の形、位置などを見る点において優れているのですが、大腸の管が重なっているときは見づらくなるというデメリットがあります。内視鏡では病変の組織を取ってくることもできますが、注腸エックス線検査ではそれができず、さらに被曝のリスクも生じます。

内視鏡検査のメリットは病変をリアルな画像で見ることができること。大きさや形はもちろんですが、最近では内視鏡に特殊光や拡大して観察できる機能があり、表面構造や血管の状態などを判断材料として病変がどれほどのものなのか、さらにはどのような治療を施せばいいのかを検討することができるのです。

内視鏡検査の経験が豊富な医者ならさらに安心で、些細な異常も見逃しません。これも自分の身を守るために覚えておきたいポイントの一つです。

では、具体的に内視鏡治療にはどのようなものがあるか、代表的なものを取り上げてみます。

ポリペクトミー

ポリープやがんに対して「スネア」と呼ばれる輪をかけ、クッと締めることでポリープやがんを切り取る方法。切り取る際には高周波の電流を流すか、最近では電流を流さずに切る「コールドポリペクトミー」を行います。「電流を流して切り取る」と聞くと、痛みを警戒する人もいるかもしれませんが、痛みを感じることはありません。

EMR（内視鏡的粘膜切除術）

スネアがかかりにくい平たい形状のポリープ・がんを対象として行われます。手順としては病変のある粘膜の下に薬液を注入。これによって病変部分が持ち上げられるので、そこにスネアをかけます。あとはポリペクトミーと同じで、高周波の電流を流して切り取るだけです。このEMRもやはり痛みを感じることはありません。

ESD（内視鏡的粘膜下層剥離術）

EMRで対応しきれない大きさの病変に行われる治療方法です。粘膜の下に薬液を注入するところまではＥＭＲと同じですが、ＥＳＤではここから専用のメスを使って病変の周囲を切り開いていきます。そのあと徐々に病変を剥がし取っていくという流れです。このＥＳＤも痛みを感じませんが、技術的な難易度は高くなるという面もあります。

これら内視鏡治療で対応できないのは、大まかにいうと表面より下（粘膜下）にがんが進行した場合です。この場合、外科手術が必要となり、体への負担はもちろんですが、費用面の負担も大きくなるので、早期のうちに見つけるに越したことはありません。

大腸内視鏡検査は、曲がり角やひだの裏側、さらに腸内に残った食べカス、腸の動きなどが障害となって盲点ができやすい検査といわれています。大きな病変は見落とすことはほぼありませんが、名人でも小さな病変は約20％見落とすといわれています。アメリカのデータですが、ポリープなど腫瘍性の病変を見つける率が高い内視鏡医ほど大腸がんの見落としが少ないとされています。

そのデータでは大腸内視鏡検査で腺腫性病変を25％以上見つける内視鏡医が優秀とされていますが、日本の内視鏡医はほとんどがクリアしていますので、日本の医療を信じて検査を受けてください。

なかには例外もありますが、小さい病変はその後の検査で発見されても大丈夫なことが大半です。複数回の大腸内視鏡検査を受けることをお勧めします。

心得その26

大腸がんの死亡率は内視鏡検査で激減できる

大腸の検査をしていくことが大腸がんによる死亡に対していかに効果的かを示すデータがあります。アメリカでの調査ですが、１９９０年から２０１５年にかけての大腸がん死亡者に関するもので、それによると、調査期間の15年でアメリカはマイナス30％という減少率を示しています。

一方、日本における大腸がん死亡者は増加の一方。女性のがんの死因のトップが大腸がんであることはすでにお話ししたとおりです。男性にしてもアメリカの死亡者数を超えています。

アメリカの人口は約3億3000万人で、日本は約1億2000万人。両者には3倍弱の開きがありますが、こと大腸がんに関していえば、日本のほうが死亡者は多いのです。

「なぜ日本は大腸がんで亡くなる人が多いのか」については、「なぜアメリカでは大腸がん死亡者のマイナス30％を実現できたのか？」を探ることで答えることができます。

その理由の一つは「半ば強制的に大腸内視鏡検査を義務付けたから」。大腸内視鏡検査を受けることにインセンティブ（受けないことにペナルティ）を与えたといえるでしょう。

アメリカでは50歳以上の人を対象に、大腸の内視鏡検査を受けるよう施策を講じました。大腸内視鏡検査等のスクリーニング検査を受けずに大腸がんにかかった人は、多額の医療費を支払わなければならないようにしたのです。

図2-18　大腸がんの死亡者数の日米比較

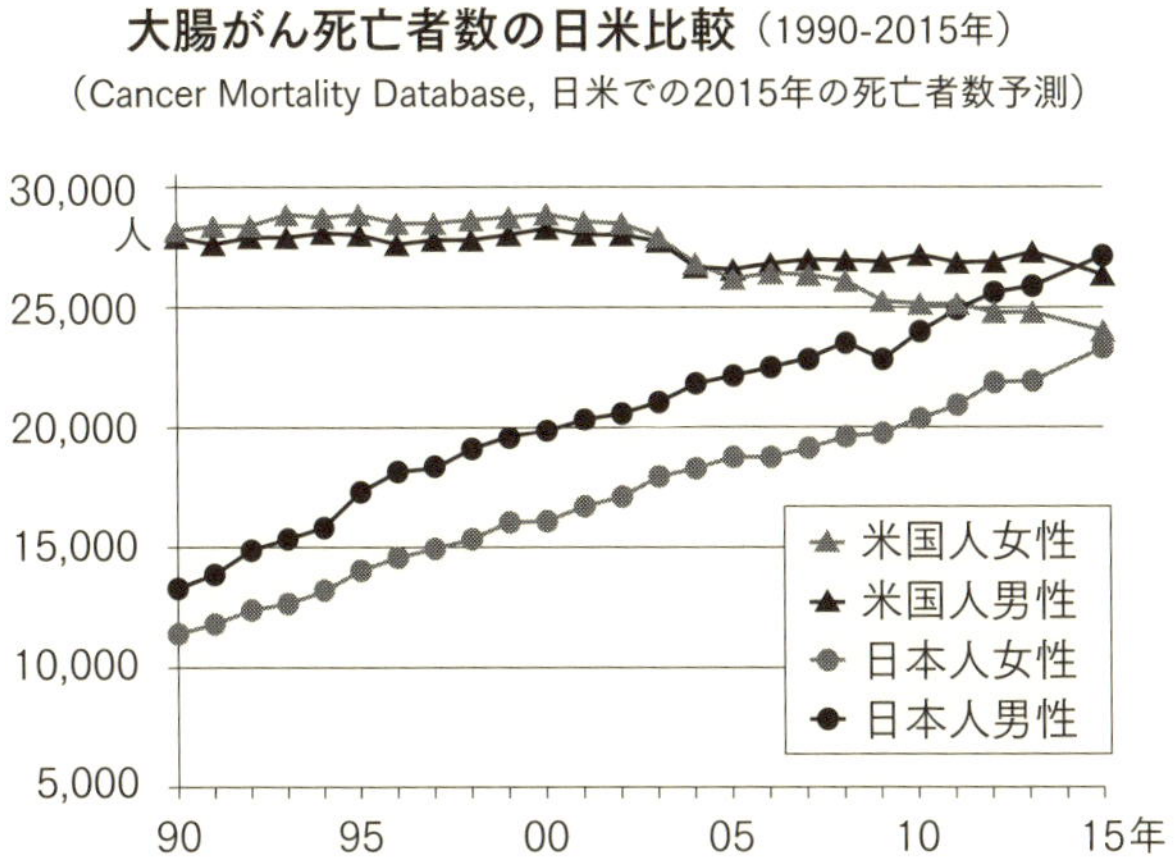

WHO「Cancer Mortality Database」、
国立がん研究センターがん情報サービス（1990-2015）より

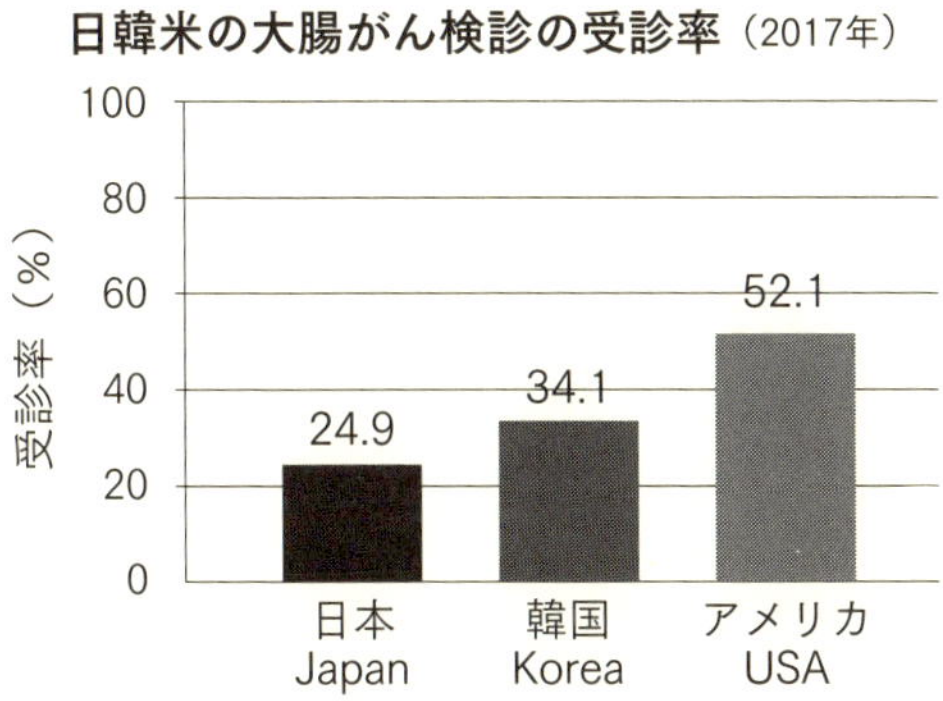

国立がん研究センターがん対策情報センターより

そのため、検査をする人が増え、結果的に死亡率が下がりました。早期発見がそれだけ多かったということです。

２００４年におけるアメリカの大腸がん検診の受診率は52・１％。一方日本では、２００７年のデータですが24・９％となっています（いずれも国立がん研究センターがん対策情報センター調べ）。約10年後の２０１６年のデータを見ると39・１％（40歳以上）。調査方法が違うため正確とはいえませんが、それでもアメリカの受診率には及びません。

大腸がんの死亡率が増加したのは日本の食生活が欧米化して肉食が多くなったためとも一部にはいわれていましたが、当のアメリカで大腸がん死亡率が減っていることを考えれば、その説は説得力を失ってしまいます。代わりに、内視鏡検査の効果がクローズアップされたといえるでしょう。

心得その27

「恥ずかしい」で手遅れに。大腸カメラは早期受診が絶対条件

早く見つけることができれば恐れる必要はほとんどない大腸がん。早期発見には内視鏡検査が適しているにも関わらず、受診する人は少数です。その理由も、胃がんのときにお話しした内容とまったく同じ。当院でアンケートを行ったところ、「検査が苦痛だから」が回答全体の50％以上と圧倒的な結果となりました。

ほかにも「受診が面倒」「時間がない」「医師の指示がない」「病気が判明するのが怖い」といった回答が見られます。

理由はいろいろあるでしょうが、その結果として「大腸がんにかかってしまった」事態を招くとすれば、「あのとき、どうして検査を受けなかったんだろう……」という後悔は、「苦痛」「面倒」「忙しい」といった今の思いよりもずっと重くなるはずです。

ここで、大腸の内視鏡検査を実際に受けた患者さんのアンケートを見てみます。

図2-19　大腸カメラについてのアンケート

CF検査の苦痛の程度は？
検査が初回の場合　n=127

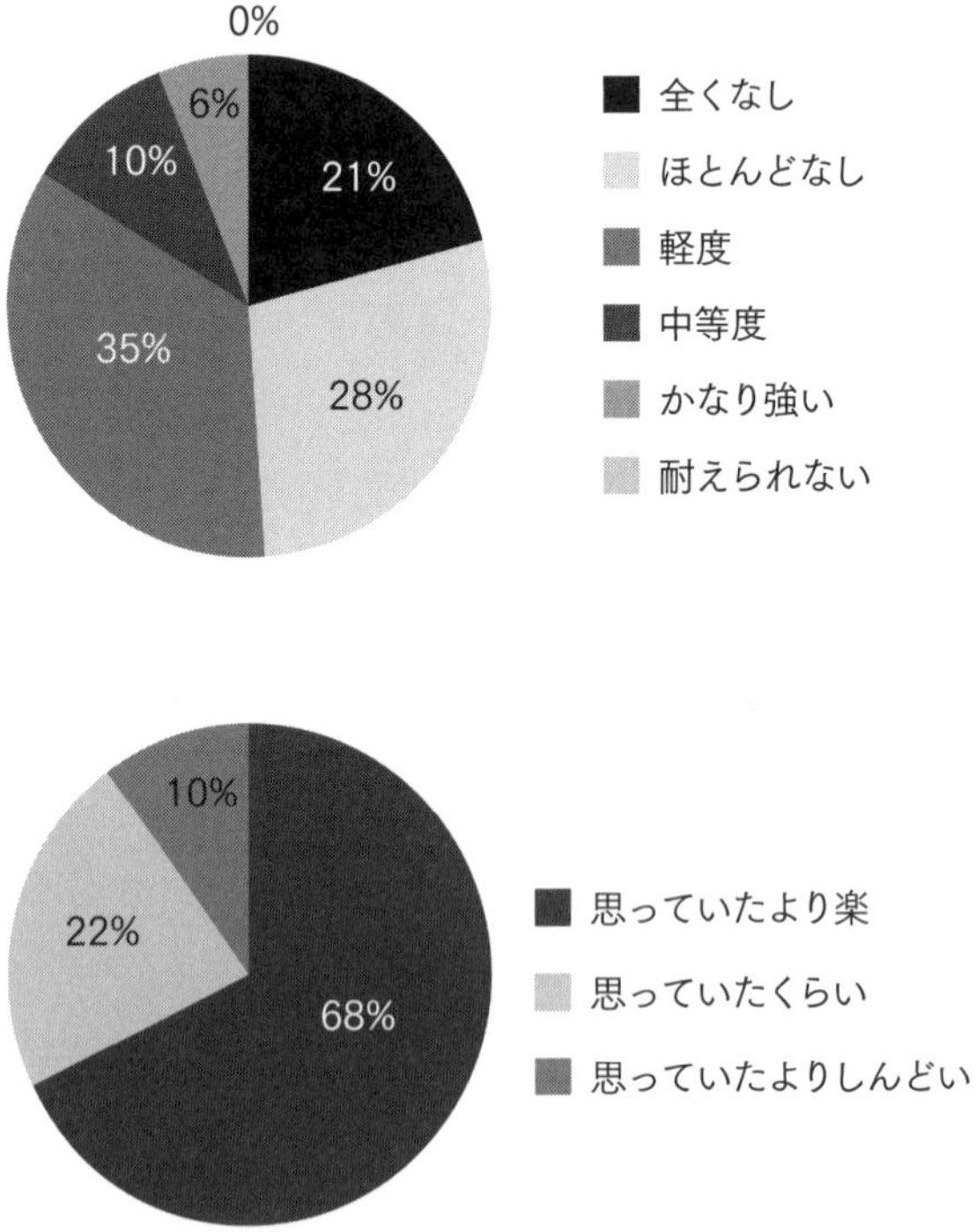

当院調べ

当院の患者さんから「苦痛の有無」について尋ねたところ「まったくなし」と答えた方が21％、「ほとんどなし」は28％でした。ほぼ半数の患者さんが苦痛を感じなかったのです。

一方「軽度の苦痛」を感じた方は35％、「中等度」は10％、苦痛はあってもそこまでは……といった感じです。

残りの6％の方は「かなり強い」と答えています。少数とはいえ、苦痛を強く感じる方もいるわけです。

大腸の内視鏡検査が初めての方にも同じ質問をしたところ「思っていたより楽」と答えた方は68％に上りました。「想像と同じくらい」は22％、「想像以上」は10％です。

こうした結果から、多くの人は大腸の内視鏡検査に対して必要以上の恐怖感を抱いていることが推測できます。「注射を前に怯える子ども」という例えも、あながち的外れでもない気がします。

では、その大腸の内視鏡検査の手順を次に紹介していきましょう。どういう手順で行われるのかを知っておくことで、感じる必要のない心配・不安も軽減されるというものです。

検査前日は夕食を21時までに済ませるようにし、その後、下剤を飲んでもらいます。当日は朝食を抜き（水やお茶は可）、あらかじめ渡していた下剤を指定の時間に飲んでください。

この下剤は1・5～2リットルとやや多めですが、吸収されないので大抵の人は飲むことができます。下剤を飲んで何度かトイレに行くと「水様便」という液体のような便が出ます。この水様便が黄色か透明になると検査が可能になったというサインです。

検査台では、お腹が楽になるように横になってもらいます。希望する人には鎮静剤や鎮痛剤を打ちますし、場合によっては腸の緊張を和らげる注射をすることもあります。

内視鏡は大腸の奥（盲腸）まで挿入します。お尻の穴からゆっくりと入れていくので力を抜いて楽にしてください。熟練者なら、時間にして約5分。そのあとは内視鏡をゆっくりと抜き出しながら腸の内部を観察していきます。挿入時ではなく抜き取るときに調べるわけです。もしここで除去すべきポリープが見つかったら、通常、その場で取り除いていきます。

以上、検査自体はおおよそ30分以内で完了します。その後、医師が画像を示しながら説明するのでしっかり聞くようにしましょう。分からないことがあれば、何でも聞いてください。また、検査後はお腹が張ることがありますが、時間とともにガスが吸収され改善されることがほとんどです。

大腸の内視鏡検査はお尻の穴から挿入するので「恥ずかしい」と抵抗を覚える人が少なくありません。特に女性はその傾向が強いと感じます。

しかし、それで手遅れになったら悔やんでも悔やみきれませんし、多くのケースは「案ずるより産むが易し」です。

心得その28

40歳を迎えたら、有無を言わさず大腸カメラ

大腸がんにかかる人は40代から増加し始め、50代ではそのスピードが加速されます。年齢が高くなるほど大腸がんにかかる確率も高くなるため、どの年齢で（から）検査をするかが重要なポイントです。

「そうはいっても、内視鏡検査を毎年のように受けるのは、負担が大きくて……」という人には「毎年受ける必要はなく、（問題がなければ）10年に一度で十分です」とお答えしましょう。40代、50代、60代でそれぞれ1回ずつというペースです。

なぜ10年に一度でいいのかというと、通常、大腸がんの発症・進行スピードはそれほど速くないからです。もちろん、なかには進行の早いがんもあるので絶対とはいえませんが、ポリープを経て進行がんになるケースは10年以上かかると考えられています。

例えば40代で内視鏡検査を受け、そのときにポリープが見つからなければ、その

図2-20　年齢と大腸がんのステージ

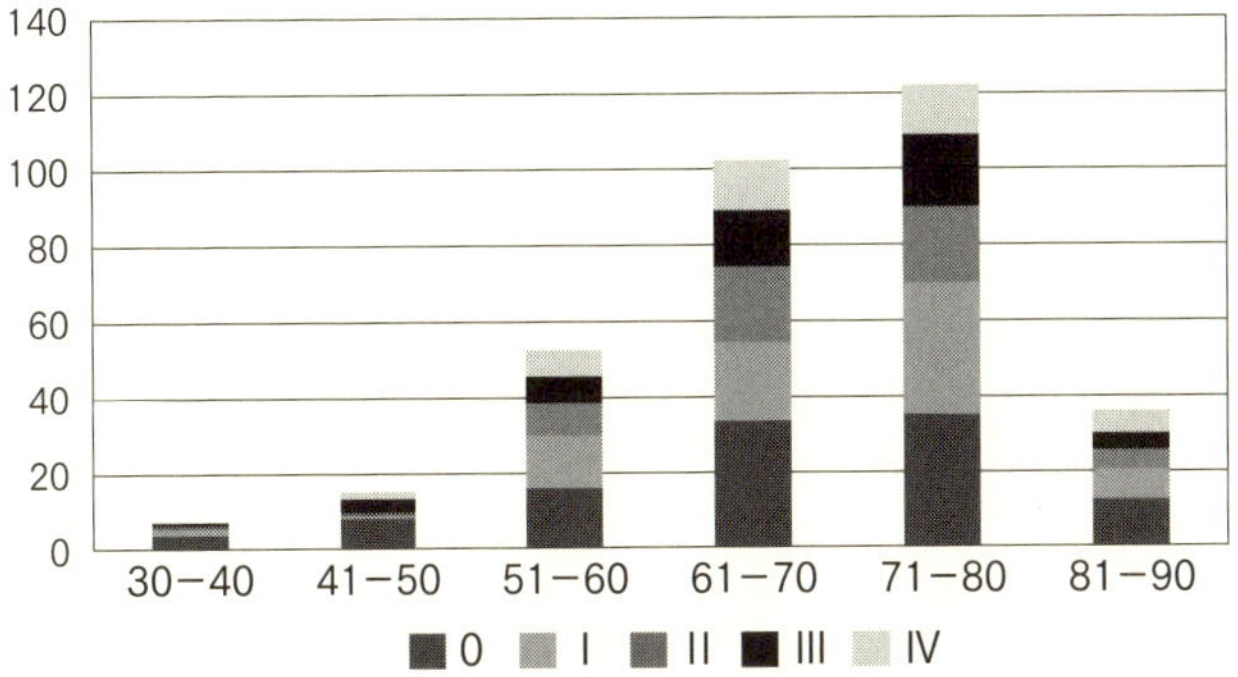

50歳を超えるとがん数が急に増え、III・IVの危険な状況で見つかる割合も多くなる。

当院調べ

図2-21　大腸内視鏡検査回数と大腸がんステージ

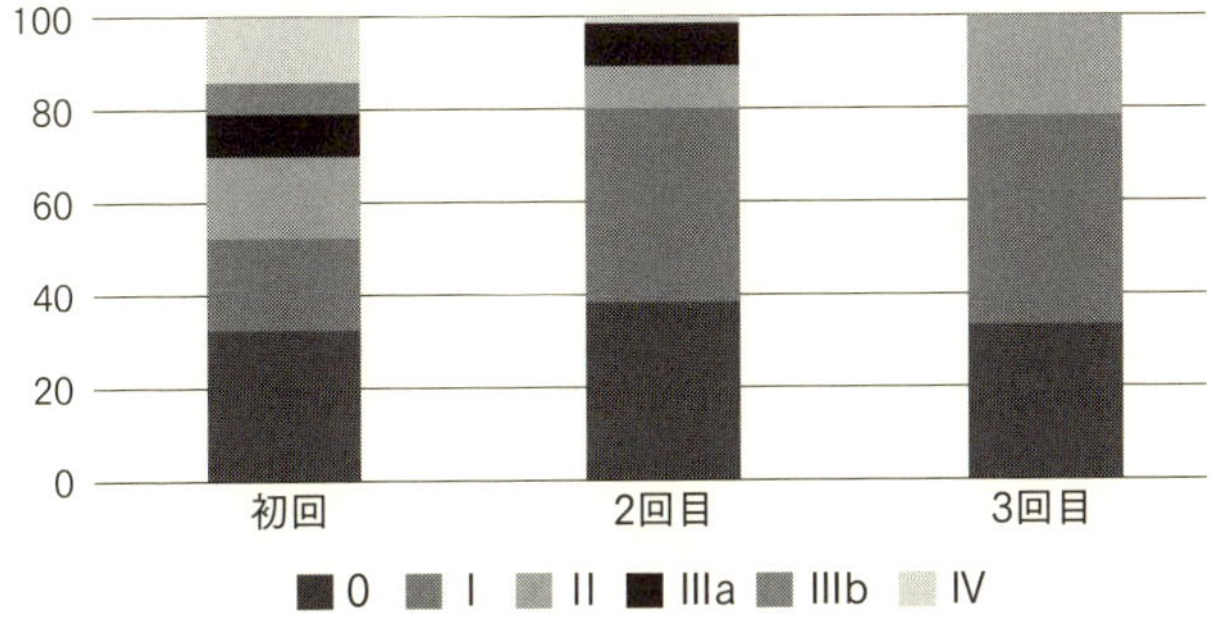

3回目以上での発見ならステージ0、I、IIの発見、2回目ならステージIII以上が11%　初回は、III以上が約30%。
（他院での発見、がんの経過観察中を除く）

当院調べ（2013～2018）

図2-22　大腸がん対策のまとめ

Point 1	40代で1回目の大腸カメラ
Point 2	50歳以降は、生涯通算３回の大腸カメラ
Point 3	できれば毎年の便潜血検査

先10年は進行大腸がんが発症する可能性は低いはずです。たとえ検査直後にポリープができたとしても、進行大腸がんになるのは10年以上後。そのときに内視鏡検査をするわけですから、例外を除けば早期のうちに発見することができます。

同じように50代で検査を受けて何もなかったら、次の10年間も取りあえず安心ということです。

ただし、ポリープや腫瘍ができやすい体質の方がいます。遺伝的要素があるケースもあり、この人たちにはこの法則は当てはまりません。前回の検査で腫瘍性の病変が見つかった人は、2、3年後に検査を受けるようにしましょう（間隔を空けて良いのは、前回の検査で異常のなかった人です）。

大腸がんは比較的治しやすい病気で、ステージ2までであれば、高い確率で完治します。ステージ2は進行がんになった状態ですが（転移のない状態）、それでも高確率で治るわけですから、早期がんならなおさら安心です。その意味でも内視鏡検査の重要性が分かっていただけるはずです。

なお、直近5年間の当院のデータによると、3回目の内視鏡検査で大腸がんが発見されたケースでは全ての人がステージ0か1、もしくはステージ2の状態でした。つまり、高い確率で完治が期待できるということです。

ところが、2回目で発見された場合はステージ3以上まで進行している人が11％、初回で発見された場合は、それが約30％にまで増加します。内視鏡検査を早く行えば、比較的早い段階で見つけることができるということです。

心得その29
小腸がん、リスクは低いが知識は大事

「大腸がんのことはよく聞くけど、小腸がんというのは聞いたことがないな……」

という人が多いかもしれません。確かにそのとおりで、小腸がんは「希少がん」に分類されています。

「希少がん」とは、その名称からも察せられるように罹患する人が少ないがんのこと。厚生労働省では「人口10万人当たり6例未満」「数が少ないため診療・受療上の課題が他のがん種に比べて大きいもの」を希少がんと定義づけています。症例が少ないので、治療に関してもまだ分からないことが多いという扱いです。

このがんに罹患する可能性はごくごく少ないのですが、万が一かかってしまうと治療に手間取ることもあるというわけです。

小腸がんは、「神経内分泌腫瘍」「腺がん」「悪性リンパ腫」「GIST」「平滑筋肉腫」の5つの種類に分けることができます。ここでは代表的な「腺がん」を取り上げることにします。

小腸は十二指腸と空腸、回腸から成り立っていますが、このいずれにもがんができる可能性があります。できた場所によって、それぞれ十二指腸原発腺がん・空腸原発腺がん・回腸原発腺がんと呼ばれますが、これらを総称したものが「小腸腺がん」です。

小腸腺がんも、胃がんや大腸がんと同じように、早期のうちは自覚症状がありません。症状が進むと腹部中央に痛みが走ったり、痙攣のような痛みも感じたりするようになります。また、心当たりのない体重の減少や腹部のしこり、血便なども症状として挙げられます。

患者さんの多くはこうした自覚症状によって診断を受けた結果、小腸がんにかかっていることを知るか、あるいは便潜血検査などで陽性が出たことがきっかけとなるケースが大半。通常の内視鏡検査では十二指腸までしか見ることができないので早期発見は容易ではありません。

診断法がないわけではなく「カプセル内視鏡」「ダブルバルーン内視鏡」という手段があります。

カプセル内視鏡とは、小型カメラを取り付けたカプセルを患者さんに飲んでもらい、小腸内の映像を記録するというもの。その映像を見ながら小腸がんがないかどうかをチェックしていくわけです。ただ、残念ながらこの方法では腫瘍があった場合に、その組織を採取してくることができません。そのため、病変を詳しく調べることが難しくなります。

一方のダブルバルーン内視鏡は、2つの風船（バルーン）をカメラに装着した特殊な内視鏡を用います。観察中に病変を見つければ腫瘍の組織を採取することもできます。とはいえ、小腸は長さが6～7メートルもあります。このダブルバルーン内視鏡で全てをチェックすることは難しいため、開腹手術を行うケースもあるのです。

もし幸いにも小腸がんを早期に発見できて、しかもそれが内視鏡が届く十二指腸の場所であれば、大腸がんのときと同じく内視鏡治療で取り除くことができます。

なお小腸腺がんは、このあと説明するクローン病や潰瘍性大腸炎にかかっている人が発症しやすいとも言われています。

もちろん、全ての人がそうなるわけではありませんが、知識の一つとして覚えておくことは大切です。クローン病や潰瘍性大腸炎は近年増加の一途をたどっていますが、早めに対応すれば症状を抑えることができるからです。

心得その30

2人に1人が便通異常？　市販薬の使い方を誤るな！

便秘と下痢のことを「便通異常」といいます。「快便」とはほど遠いお通じの状態と考えればいいでしょう。

日本人の排便状況に関するアンケート調査をインターネットで行った2006年のデータがあります（鳥居明：診断と治療）。それによると「直近3カ月間に下痢または便秘を経験した人の割合」は43・8％。およそ2人に1人が下痢あるいは便秘になっており、日常的な症状であることが裏付けられています。実に日本人のおよそ半数が日常的に「快便」を失っているともいえ、問題視すべき課題です。

便秘にも下痢にも急性と慢性のものがあり、急性の場合は数日で異状が治まります。

急性の症状はいつもと違う環境に身を置いたときになりやすいという人が多くいます。例えば、便秘なら旅行など日常の変化や、進学、就職など生活環境の変化が該当します。環境が変わることでストレスが増え、その影響によって便通異常になるというわけです。

下痢の場合は飲み過ぎや食べ過ぎ。また、風邪やインフルエンザなど感染症の病気にかかったときにも起こりやすくなります。

急性の場合は一過性なので、それほど心配する必要はありませんが（もちろん全てがそうとは限りません）、問題は慢性になったときです。

便秘も下痢もすでにご紹介した「過敏性腸症候群」や「大腸がん」が引き起こしている可能性がありますし、このあとに出てくる「潰瘍性大腸炎」「クローン病」の可能性も考えられます。

日常的に見られる異状ではあるものの、慢性化したときは気を引き締める必要があるのが便通異常だと考えてください。

こうした便通異常が続いたとき、多くの人は医療機関へ足を運ぶよりも、まず市販薬で問題を解決しがちです。ところが、それで全て治まるかといえば、改善の実感を持てない人が少なくありません。

同じくインターネットのアンケート結果ですが、下痢の症状が出たときに「市販薬を飲んでも良くならないことがあるか？」という問いに対して「たまにある」が57％、「頻繁にある」が7％、合計で64％の人が「症状が改善しない」と感じていることが分かりました（鳥居明：診断と治療）。

また便秘に関しては、下剤を使用する人の大腸がん発生リスクを検討したデータがあります。それによると過去1年間に下剤を一切使用していない人と週に2回以上使用した人とでは、後者の方が大腸がんにかかった人が多かったというデータがありました。

便秘を何とかしようと思って（安易に）下剤を常用した結果、次に紹介するような不都合を生じるケースも少なくありません。そうならないためにも、便秘に対する正しい知識を身に付けてもらいたいと切に願います。

心得その31

便秘は人それぞれ。今までの常識にとらわれるな

便秘の治療はまだまだ発展途上といった面があり、今後新たな治療法も出てくると考えられます。それに伴って、従来の常識が通用しなくなっていることも指摘しておきたいところです。

例えば「便秘を巡る常識」として、次の項目が挙げられます。

・腸の形は生まれつき。便秘だからといって形状は変わらない。
・腸の動きは一定。蠕動は口から順に肛門に向かって動く。
・たかが便秘。便秘だからといって寿命に関わるものでない。
・便秘の人の食事は食物繊維が不足。現代は少ないので多く摂るほど良い。
・排便姿勢は、考えるポーズ。全ての人が前傾姿勢のほうが排便しやすくなる。

実はこれらは全て「ノー」と言ってもいいほど、今までの便秘の常識は非常識へと変わっていくと思います。当てはまる人がいたとしても、便秘に悩むあらゆる人に共通するかといえば、そうではありません。何事にも例外があるように、便秘にも個人差があり、個々の状況に応じた対処が必要になってくるのです。

厚生労働省の「平成28年国民生活基礎調査」によると、女性の場合はおよそ20人に1人という割合、70歳以上の高齢者だと性別に関係なくおよそ10人に1人という割合になっています。また、兵庫医科大学の三輪洋人氏の調査によると便秘になっている人の半数は自分が病気だとは思っていないという結果が出ています。ほかにも便秘の捉え方として、週に4日以上排便をしないと便秘だと思う人や硬い便が出たときや残便感があるときに便秘と認識する人が多いことも指摘できます。

こうした状況を見ると、便秘に悩む人は多いのですが、基本的な部分の知識を併せ持っていない人もまた多いというのが現状と言わざるを得ません。次項から詳しく述べていくことにしましょう。

心得その32

アロエ・センナ・ダイオウ……毎日取って腸は真っ黒

下剤には大きく分けて「機械的下剤」と「刺激性下剤」とがあります。後者に含まれる「大腸刺激性下剤（アントラキノン系）」という下剤が要注意なのです。

刺激性下剤の特徴は即効性があること。服用し始めのころは、飲めばすぐに便が出るので「これは、ありがたい！」と安心感を得ることができます。急性の便秘にはこれでいいのですが、慢性の便秘に対しこの下剤を連用すると、大変な事態を招くことがあるのです。

大腸の腫瘍性病変もネズミの実験では増えることが示唆され、大変なことの一つですが、それとは別に「大腸メラノーシス（大腸黒皮症）」という病気にかかりやすいともいわれています。

この病気は腸の内壁が真っ黒になるというものです。腸が真っ黒になる理由は、上皮細胞が死亡し、それが粘膜に蓄積するからです。本来は体内のメカニズムで処理されるのですが、多量過ぎて処理しきれないものがどんどん溜まっていくわけです（日焼けのもとになるメラニンの蓄積）。

また別の副作用として、腸を動かす神経に悪影響（神経細胞が減る）を与えます。そのため、腸の形が長くなったり・弛緩（太くなる）したり痙攣しやすい形になったり。その結果、動きが鈍くなるという事態に陥ります。すると便を出す力も弱まるので、ますます下剤が手放せなくなり、さらに腸が黒くなり……と負のスパイラルにまっしぐらというわけです。

刺激性下剤は、その名が表すように、大腸を「刺激」して腸の蠕動運動を促し、さらに直腸を「刺激」して直腸反射を促す薬です。腸を強制的に働かせるため、それだけ負担も大きくなり、腸が疲れてしまうのです。

市販されている下剤のほとんどは刺激性下剤。安価に、しかも手軽に購入できることから、便秘を何とかしようと思う人の多くが、この下剤を手にします。

常用している人は、まさか自分の腸の内部が真っ黒に変色しているとか腸が変形しているとは思わず使い続けているはず。ただし、「最近どうも下剤が効かなくなってきたな。もう少し強力なものに変えてみよう（増やそう）」と考えるのは実に怖いことで、自覚がない分、深刻さも増すというものです。

また、この大腸メラノーシス以外にも大腸が緩んでしまい、形がいびつになるという症状も見られます。大腸の形は生まれつき決まっていて変わることはないというのは事実ではなく、刺激性下剤の長期使用等によって形は大きく変化することがあります。

多くの方は大腸の形というと、お腹の中で四角形を描くように巡っているというイメージがあるでしょうが、レントゲン写真で見るとひどくねじれているケースも少なくありません。刺激性下剤の常用と引き換えに、大腸を痛めつけていることはぜひ知っておいてください。

なお、刺激性下剤に使われる素材としてはセンナやアロエ、ダイオウなどが挙げられます。下剤を使っている人にとってはおなじみの顔ぶれでしょうが、これらの成分が入っている下剤は常用しないようにしましょう。

私は刺激性下剤を全否定するつもりはありません。頓服薬（定期的・継続的に飲むのではなく、その症状が出たときに飲む薬）として用いるのは構わないと考えています。要は飲み方の問題です。

ただ、それが手放せなくなるまで依存するのは大変危険だということは改めて強調しておきたいところです。

参考までに、刺激性下剤の扱いに関して欧米諸国では使用期限を1～2週間以内としており、それ以上用いることを「下剤乱用」と呼んでいます。また、FDA（アメリカ食品医薬品局）はアロエを下剤として用いることを禁止しています。ところが、日本ではこれらに対し、特に規制はされていません。

ここで大腸がんのところでお話しした内容を思い出してください。刺激性下剤の使用に制限のない日本で、がんで亡くなる女性の死因のトップが大腸がんでした。女性は特に便秘に悩む人が多く、その人たちが刺激性下剤を「乱用」しているとしたら……両者の因果関係は明確になっていませんが、現在は新しい便秘薬が増えており、別の便秘薬で十分対応が可能というのが私の考えです。

別の理由としては、食事の量や食物繊維の摂取量が少ないこと。食べる量がもと

図2-23　刺激性下剤の連用によって膨らんだ腸

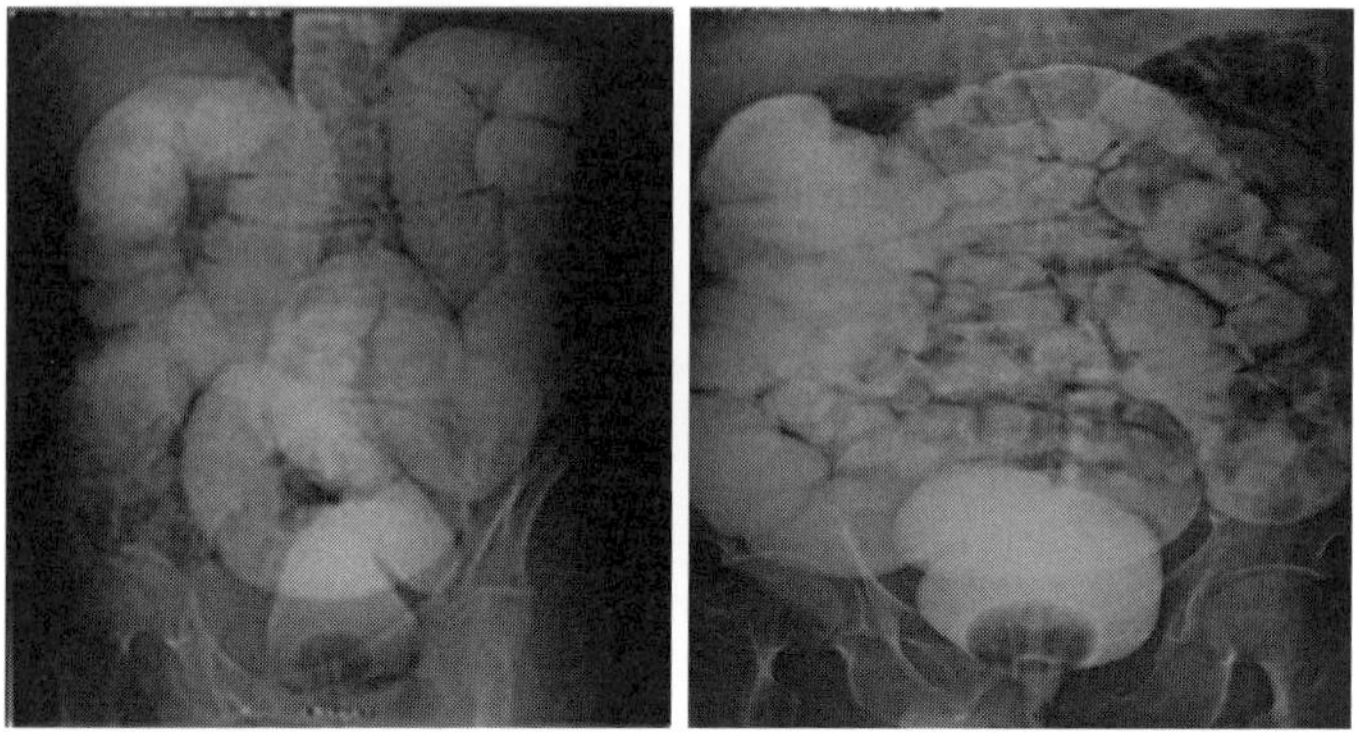

もと少ないことで便の量も少なくなり、必然的に出す回数も少なくなるというわけです。

次の排便困難型は、便を出す力が弱まっている状態の便秘です。直腸まで便は来ているのですが、その先の肛門、さらには体外まで便が送れなくなっている状態です。

通常、直腸まで便が届くと、それが刺激となって脳に伝わり、便意が生じます。この便意に従ってトイレに行ければいいのですが、忙しいときやトイレに行ける状況ではないときはつい我慢しがちです。そうした状況が繰り返されると、直腸は次第に脳に信号を送らなくなってしまいます。「何度も無視されるなら、もう知らないよ」といった感じでしょうか。すると、便が溜まっているにも関わらず、便意が生じにくくなっていくのです。

日本消化器病学会関連研究会の「慢性便秘の診断・治療研究会：慢性便秘症診療ガイドライン」によると、便秘は「本来、体外に排出すべき糞便を十分量かつ快適に排出できない状態」と定義されています。今見てきたように「十分な量を快適に出せない状態」と一口に言っても、そこにはさまざまなケースがあります。なかには命に関わる大病が潜んでいる可能性もあるため、便秘は一筋縄ではいかないものだという認識はぜひ持っておきたいものです。

心得その33

実は大病が隠れていることも。「たかが便秘」と侮るな

慢性の便秘には「機能性のもの」と「器質性のもの」とがあり、一般的に慢性便秘と呼ばれるのは機能性のほう。つまり原因が目で確認できないタイプです。

では、器質性の原因は何かといえば、大腸がんや腸閉塞などをはじめとする腸の病気です。その他、婦人科疾患や前立腺腫瘍といったものもあります。大腸そのものの形に異常を来しているときに起きると考えてください。

慢性便秘の治療ではまず、こうした器質性疾患が原因かどうかを確認します。もし器質性疾患が原因なら、もともとの病気の治療を優先させるべきであるということです。

器質性ではないことが分かると、機能性ということになります。

機能性は大腸の形に異常はないものの、その動きに問題がある場合に起きるもので、この場合、「排便回数減少型」と「排便困難型」の2つのタイプに分けられます。

排便回数減少型は、その名のとおり、お通じの回数が減るタイプの便秘。便の量が減少する場合も含まれます。回数や量が減ることで大腸に便が溜まってしまった状態です。

なぜ排便回数や量が減るのかについては、原因不明の場合もありますが、糖尿病やパーキンソン病などの疾患から、あるいは麻薬や神経系の薬の副作用として大腸の力が衰えて蠕動運動に支障を来していることなどが挙げられます。

ちなみに、大腸の蠕動運動は一定のリズムで行われるわけではありません。

例えば小腸から大腸に食べもののカスが送り込まれるときは分速何センチメートルの速さですが、大腸の中では分速ではなく時速何センチメートルというゆったりしたペースになります。結腸から直腸に一気に便が送られることを「大蠕動運動」といいますが、このときは分速か秒速何センチメートルというレベルで再び速度が増します。また、一部の便が腸内を逆流する「逆蠕動」という現象も認められます。こうした蠕動運動のリズムが乱れてしまうことも便秘の要因として挙げられます。

心得その34

便秘の人は寿命が縮む恐れがある

便秘にかかると排便時にどうしてもいきんでしまう（力が入ってしまう）ので、

それに伴って不具合が生じがちです。そのうち比較的多く見られるのが「痔《じ》」です。

痔には、一般的に「いぼ痔」と呼ばれる「痔核」、「切れ痔」と呼ばれる「裂肛」、「穴痔」と呼ばれる「痔瘻《じろう》」があります。

このうち便秘に関わるのが「いぼ痔」と「切れ痔」。「いぼ痔」は直腸のうっ血が引き起こすもので、排泄時にいきむことでできやすくなります。また、切れ痔は硬くなった便を無理に出そうとすることで皮膚が裂けてしまう症状を指します。

こうした痔の症状は命に関わるものではないとはいえ、ＱＯＬの著しい低下につながることは明らかです。

便秘によるいきみは、時として命に関わる病気も引き起こします。脳卒中や心筋梗塞など心血管系のイベント（発作）がそれです。

特に気を付けてもらいたいのが冬の季節です。冬は温度が下がることに加え、トイレに暖房がある家庭も少ないことから血圧は上がりがち。そこにグッといきんでしまうわけですから、それだけ血管にも負担がかかりやすくなります。

図2-24-1 閉経後女性における便秘と心血管系リスク

目的 米国では、便秘は頻繁にみられる疾患であるが、心血管疾患のリスクファクターの一つと考え、便秘と心血管系イベントのリスク増加との関連性を調査した。

方法 93,676人の女性にアンケート形式で便秘＊の自己評価を指示した。そのうち、余命３年未満、アルコール依存症、薬物依存症、精神疾患または認知症、あるいは他の臨床試験に参加している人を除いた、平均 63.4 歳（50-79 歳）の閉経後女性 73,047 名を対象に、冠動脈疾患、脳卒中、乳がんと大腸がん、骨粗鬆症による骨折、糖尿病の発現および、死亡を平均 6.4±1.4 年間（6-10 年）観察した。（登録期間 1994 年～ 1998 年）

便秘* 登録前４週間を振り返って、排便の困難さを質問票によって４段階（症状なし、軽度、中等度、重度）に自己評価
（軽度：日常生活に支障なし、中等度：日常生活に多少支障あり、重度：日常生活ができないほどに支障あり）

ベースライン時の便秘症状度別でみた累積心血管系イベント発生率**

- - - 便秘なし（n=47,482）
軽度便秘（n=18,696） vs 便秘なし ハザード比 1.09 (95% 信頼区間 1.02-1.17)
中等度便秘（n=5,353）vs 便秘なし ハザード比 1.49 (95% 信頼区間 1.35-1.64)
重度便秘（n=1,156） vs 便秘なし ハザード比 2.00 (95% 信頼区間 1.68-2.38)

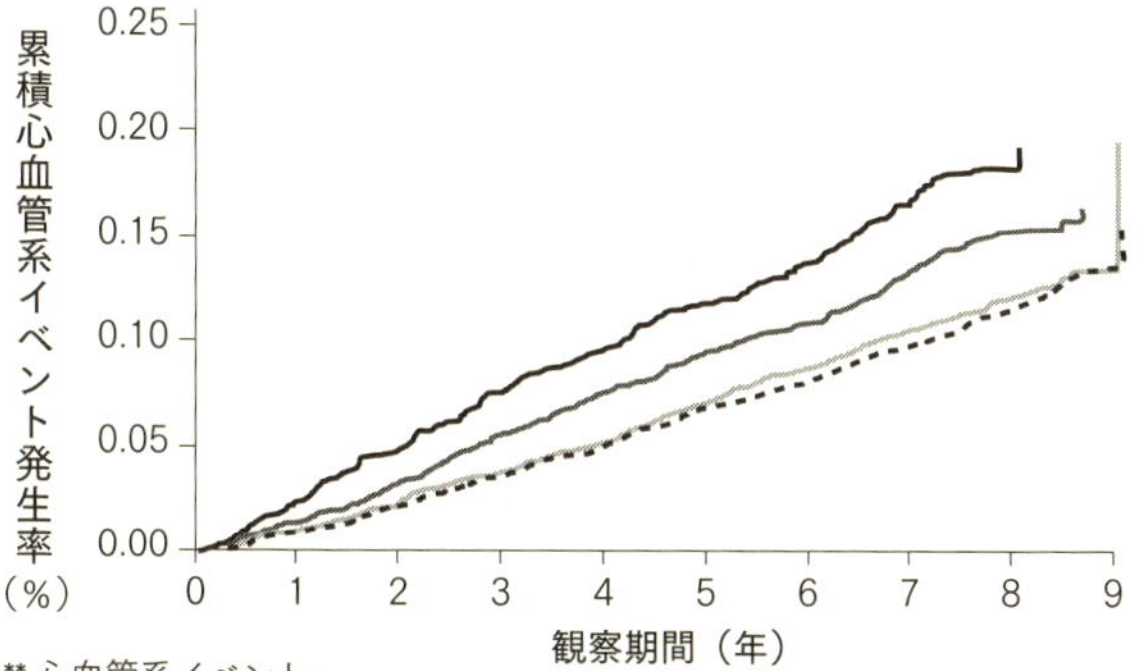

** 心血管系イベント:
冠動脈性疾患死、心筋梗塞、狭心症、冠動脈再建術、脳卒中、一過性脳虚血発作

Salmoirago-Blotcher E,et al.: Am J Med, 2011; 124(8):714-723 より一部改変

図2-24-2　便秘症の有無による生存率の比較（海外データ）

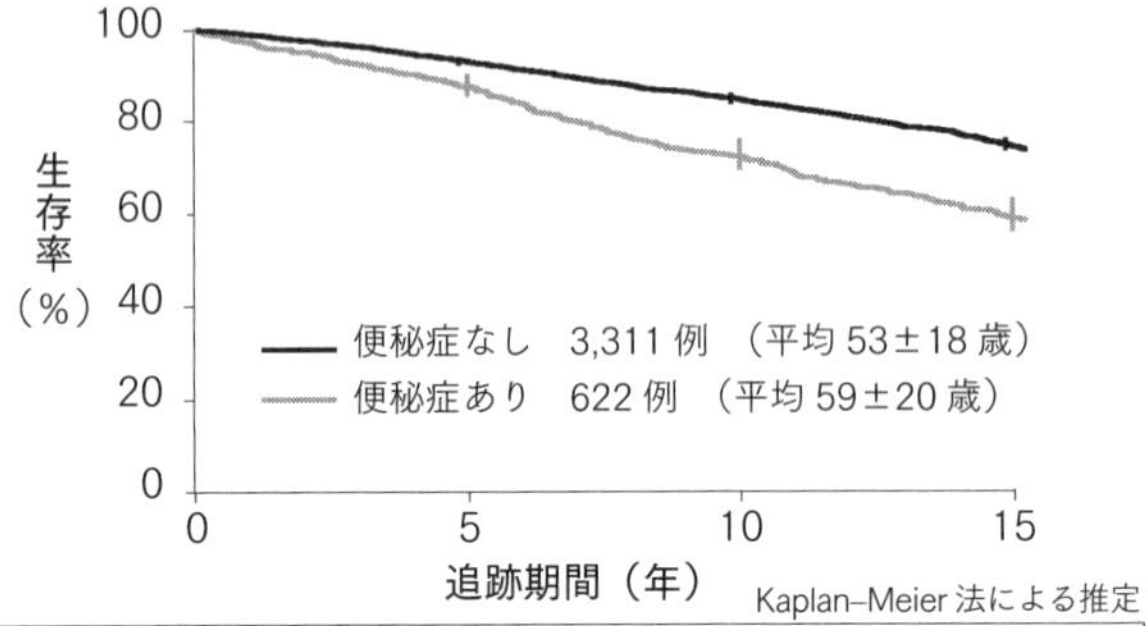

調査対象：20 歳以上の米国人 3,933 例
調査方法：消化器症状評価アンケートを用い生存状況を 15 年間追跡調査

Chang JY, et al. Am J Gastroenterol. 105(4): 822-832, 2010.

アメリカ人を対象とした調査ですが、閉経後の女性約７万３０００人を対象に「便秘と心血管系疾患のリスク」を調べたものがあります。心筋梗塞や脳卒中、狭心症といった心血管系の病気と便秘との相関関係を探ったものですが、やはり両者には相関関係が認められました（*Salmoirago-Blotcher E,et al.：Am J Med, 2011；124*（*8*）：*714-723*)。

また、20歳以上のアメリカ人約４０００人を対象とした「各機能性消化管障害と生存率の相関」を調べたデータもあります（*Chang JY, et al.*

Am J Gastroenterol. 105（4）：822-832, 2010）。

機能性消化管障害とは本書でも取り上げている「非びらん性胃食道逆流症」「機能性ディスペプシア」「過敏性腸症候群」など。

結果によると、便秘以外の機能性消化管障害は生存率と関係ないのに、便秘のみ、そうではない人よりも生存率が低いという結果でした。それだけ便秘にはリスクがあるということです。

この2つのデータから「便秘の人は寿命が短くなる恐れがある」ということが言えます。

心得その35
「出さなきゃ」という強迫観念は捨てる

便秘に悩む人のなかには「そこまで悩まなくても大丈夫」と言ってあげたくなるケースもあります。例えば「便は毎日出さなければいけない」と思い込んでいるケースがその代表格です。

「私は3日に1回しか出ません。これって便秘ですよね」という思い込みです。

便秘とは「本来、体外に排出すべき糞便を十分量かつ快適に排出できない状態」のことを指すと説明しました。ですから、たとえ3日に1回であったとしても、それが十分な量であり、かつ快適に出ているのなら便秘ではありません。排泄には個人差があるので、あまり杓子定規には考え過ぎないことです。

便秘と診断されるのは、排便回数が週に3回より少ない人、あるいは排便のときに時間がかかったり（目安として1分以上）、排便後も「まだ何となく残っている気がする」という残便感がある人。さらにこれらの状態が3カ月以上続いていれば「慢性便秘」ということになります。

それでなくても排泄はメンタルに影響されやすいので、考え過ぎは状態の悪化を加速させかねません。また、環境の変化でストレスが増大することによる急性の便秘の可能性も考える必要があります。

自分は便秘だと思い込んでいる人が取りがちな行動が、市販の便秘薬を手にすることです。その多くは刺激性下剤なので、解決するつもりが逆効果を招くことがあるわけです。

また、実際に便秘だとしても「出さなきゃ！」と強く思い込むことも控えたほうがいいでしょう。「出ない！　でも何とかして出さなきゃ！」ではストレスも大きくなります。それでなおさら出にくくなる、という悪循環。いいことは何もありません。

緊張を緩めることによって排便がスムーズになることもありますので、自分のメンタルの状態をチェックしてみるのもいいでしょう。

参考までに、便秘になりやすい人についてもお話ししておきます。

便秘を招きやすい生活習慣としては「食物繊維の摂取不足」が挙げられます。食物繊維は便のもととなるもので、これが不足すると便の量が減ってしまいます。その分排便回数も少なくなるわけです。ただし、次項でも触れますが、すでに便秘になっている人にとって食物繊維の摂取が逆の効果をもたらすこともあります。

水分をあまり摂らない人も便秘になりやすいといえます。これは便が硬くなるためで、排泄の際に大変苦労します。

すでに触れたように、ストレスを抱えている人は便秘になりがち。ストレスによって交感神経と副交感神経のバランスが崩れることが原因です。

運動不足もよくありません。大腸の動きが鈍くなりますし、筋力が弱まっていると、いきむときにも余計に力を入れなければなりません。いきみ過ぎが脳卒中や心筋梗塞のリスクを高めることは、すでにお話ししたとおりです。

便秘は女性に多い症状で、これは女性ホルモンが関与していると思われます。便意を我慢する機会が多いことも要因として挙げられると考えられます。

便意を催すのは基本的に朝です。ところが女性の多くにとって、朝は忙しい時間帯。家族のために朝食の用意をしたり、洗濯をしたりと家事に追われます。さらに仕事を持っている女性なら、身支度に時間がかかります。

そうしてついつい便意を我慢することが重なると、直腸から脳への信号が伝わりにくくなる可能性が出てきます。

また、外出先や勤務先で恥ずかしさから排便をためらう人や加齢や妊娠によって便秘になるといったケースが挙げられます。

便秘になりやすい生活習慣を持っていないにも関わらず、自分が便秘だと思っている人は、それが思い過ごしであるという可能性も考慮してください。「毎日出さなきゃ！」という強迫観念は、ひとまず捨て、排便タイムを取る余裕を持つようにしましょう。

心得その36
「便秘＝食物繊維」には落とし穴がある

「便秘の人は食物繊維が不足している。だから、たくさんの食物繊維を取るべきだ」

このような話を聞いたことはないでしょうか。確かに間違ってはいませんが、諸手を挙げて賛成できるかと言えば、そうではありません。というのも、食物繊維を取れば取るほど便秘を悪化させる人もいるからです。

食物繊維には「水溶性食物繊維」と「不溶性食物繊維」の2種類があり、水溶性は文字通り水に溶けるタイプの食物繊維です。コンブやワカメなどの海藻類や大麦、オーツ麦などにたくさん含まれており、水に溶けるとヌルヌルとした状態になります。便秘との関係で言えば、便を軟らかくする働きを持ち、スムーズな排便を促します。

便が硬くなり過ぎて排泄が困難という人は、水溶性食物繊維を意識して多く取るようにすればいいのです。また、水溶性食物繊維には有害物質を吸着し、体外に出す働きもありますから、体にとって好ましい食物繊維と言えるでしょう。

一方の不溶性食物繊維ですが、こちらは水に溶けるのではなく、逆に水を吸収してふくらむ働きがあります。これにより、腸内の便の量は「かさ増し」され、便秘ではない人にとっては腸にほどよい刺激が与えられ排便が促されます。また、軽い便秘の人にも同じような効果が見られます。

ただし、高度慢性便秘の人がこの不溶性食物繊維をたくさん取ると問題が生じることがあります。それでなくても腸内に溜まっている便がさらに「かさ増し」されるため、腸内で「大渋滞」を引き起こすのです。腸内に便が停滞する目安としてはおよそ200グラム。だいたい1回分の排泄量に該当します。

「良いと思っていた食物繊維が、実は便秘を悪化させていたなんて」と驚く人も多いことでしょう。これもまた、知識不足がもたらす弊害の一つです。

心得その37
食物繊維を取るなら「水溶性」を意識すべし

だったら、水溶性の食物繊維だけを取ればいいと思うでしょうが、そううまくはいきません。食物繊維を含む食材のほとんどが水溶性・不溶性のどちらも持っています。さらに言えば、水溶性よりも不溶性の割合が高い食材が大半です。

従って、水溶性食物繊維だけを食べものから摂取するのは難しいと言わざるを得ません。ただ、海藻類のように比較的水溶性食物繊維を多く含む食材を優先的に選ぶことはできますし、それを意識するだけでも便秘解消の一歩につながると言えます。

また、サプリメントとして水溶性食物繊維は販売されており、こちらを活用してもいいでしょう。

参考までに、以前、当院職員の協力のもと、水溶性食物繊維のサプリと便秘解消に良いとされる果物のキウイではどちらが効果的かを調べたことがあります。期間は2週間で、最初の1週間はキウイを毎日2個食べ、次の1週間はサプリを2包摂取してもらいました。結果、「便回数が2回以上増えた」と答えた職員はキウイが57%、サプリが33%と、キウイの勝利となったのです（ただしもう少し長期間の調査になれば、サプリの効果が増強され、結果は変わった可能性があります）。

また、慢性便秘の人を対象に、オオバコを1日15～30グラム飲んでもらうとどうなるかを検証したデータがあります（*Voderholzer et al : Am J Gastroenterol92 : 95-98, 1997*）。オオバコは食物繊維を豊富に含み、便秘解消やダイエットに効果があるとされる植物。健康を気にする人には根強い人気を誇っており、たくさんの人が利用しています。

ここで対象となった慢性便秘の人は、それぞれ4タイプに分かれます。直腸ま

図2-25　オオバコの投与による便秘への効果

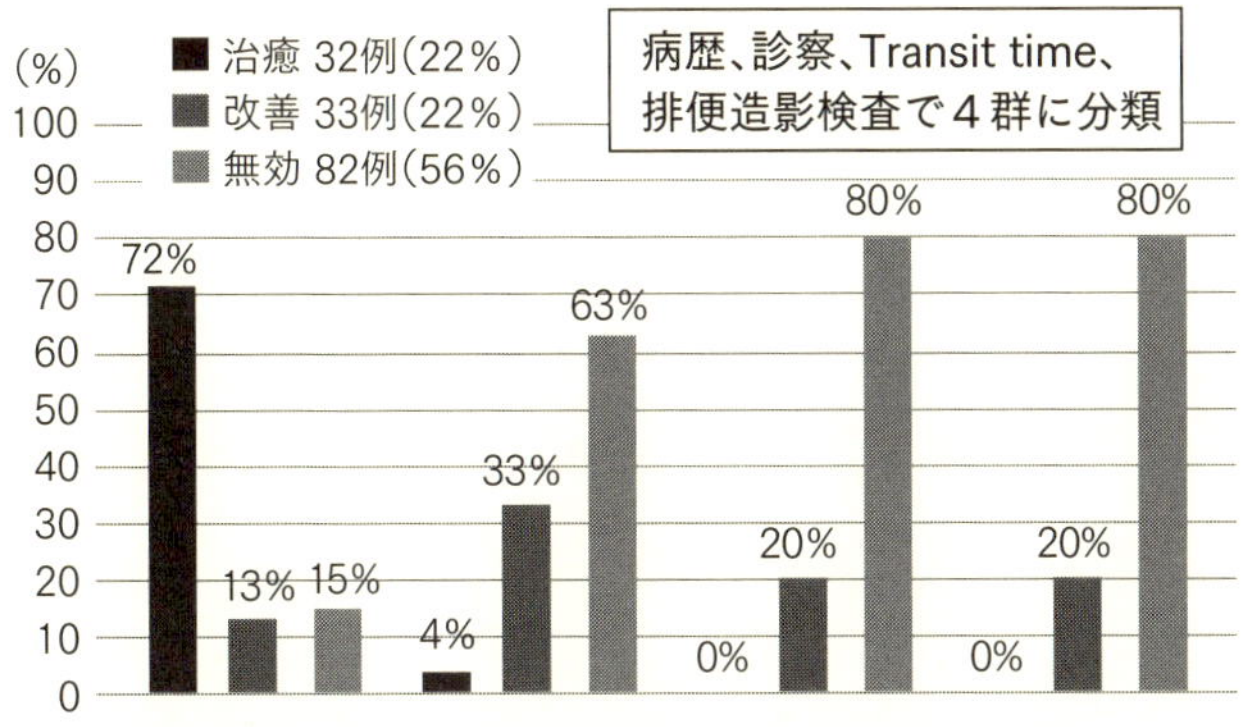

慢性便秘 147 例に、オオバコ 15-30g ／日を最低 6 週間投与

Clinical response to dietary fiber treatment of chronic constipation
(Vonderholzer et al: Am J Gastroenterol 92:95-98,1997)

で便がきているのにうまく出せない「便排出障害」の人、直腸まで便がたどり着くのが遅い「大腸通過遅延型」の人、そしてそのどちらでもある人と、どちらでもない人の4タイプです。

この人たちに最低6週間、オオバコを投与したところ、便排出障害の人や大腸通過遅延型の人、その両方の人にはオオバコの効果があまり見られないことが分かりました。多少の改善が見られた人は2〜3割。残り6〜8割の人にはまったく効果が見られませんでした。

逆に効果があったのは、便排出障害でも大腸通過遅延型でもない人たちで、約7割の人が治癒し、約1割の人が改善しました。つまり食物繊維は便秘の軽症にはいいが、重症には効果が少ない可能性が高いことになります。

このことからも「便秘には食物繊維」とひとくくりにするのは難しいことが分かります。

心得その38

便秘・お腹の張りにいいのは低FODMAP食

「食物繊維に頼れないなら、いったいどうすれば……」と腕組みをしてしまった人にお勧めしたいのが「低FODMAP（フォドマップ）食」です。

これは「お腹の不調を引き起こす原因となる特定の糖質をできるだけ控える食事」のことで、食事療法の一つに数えられています。ちなみに、特定の糖質が多いものは「高FODMAP食」と呼ばれています。

一般的に納豆やヨーグルトなどの発酵食品やオリゴ糖などの健康食品、さらに食物繊維は便秘に効果があるとされてきました。しかし、そうした食品をとっても効果が実感できない方が多いのも事実です。「FODMAP」は、各食品の英語名の頭文字で、「FO」は「発酵性のオリゴ糖（Fermentable Oligosaccharides）」のことです。

「高FODMAP食」に分類されるのが、小麦粉やタマネギ、ゴボウ、豆類、オリゴ糖。これらを多く含む食材・料理としてはパン・うどん・ラーメン・ピザ・お好み焼き・納豆などが挙げられます。一方「低FODMAP食」になるのがお米や蕎麦、ニンジン、レタスなど。主食はパンや麺類ではなく、ごはんを選んだほうがいいわけです。

次に「D」。これは「二糖類（Disaccharides）」のことですが「高」に該当するのが、牛乳やヨーグルト、アイスクリームなどの乳製品。一方、無乳糖ミルクや硬いチーズは「低」です。

「M」は「単糖類（Monosaccharides）」で、高いのは、リンゴやスイカ、マンゴーなどの果実。はちみつもここに含まれます。低いものはバナナやミカンです。
「A」は「AND」で「P」は「ポリオール（Polyols）」。これはキシリトールやソルビトールなどのことで、ガムやきのこに含まれています。メイプルシロップや少量の砂糖なら大丈夫です。

私の患者さんで便秘型の過敏性腸症候群の方にこの低FODMAP食を試してもらったところ、約60％に便秘改善効果が認められました。ガス軽減効果も約80％と、いずれに関してもお腹の調子を整えることに大きな効果があることが分かりました。ちなみに、下痢型過敏性腸症候群に対する効果は約80％。年齢が若い人のほうが効果は高く出ました。

なかには効果がなかった患者さんもいて、その方々はうつ病や排出障害型便秘を合併したりしていました。ほかには「好みに合わない」という方やそもそも取り組み意欲の低い方。

食事は個人的な嗜好が強く出るものだけに、意志を強く持たないとハードルが高くなる面もあります。特にパンやラーメンを好む人はたくさんいますので、これをやめることには抵抗を感じる人も多いでしょう。

ただ、そのハードルを跳び越えると「快便」というご褒美が待っていることは知識として持っていてほしいと思います。なお、肉や魚、卵、豆腐、だし類は制限がないので安心して食べて大丈夫です。まずは1カ月試して、効果があれば1品目ずつ試しながら制限を緩めるのがコツです。

心得その39
便秘で病院に行くことを恥ずかしがってはいけない

便秘は日常的な悩みであり、日本人の2人に1人が問題を抱えている、いわば「国民病」です。ところが多くの人は手軽な市販薬に解決を求め、使い方を誤り余計に便秘を悪化させていることがあるとお伝えしてきました。便秘に大病が潜んでいる可能性があるという知識を得たあとでは、医療機関で診察を受ける気になった人もきっと多いでしょう。

藤田胃腸科病院では2018年1月から便秘外来をスタートさせましたが、これも「たかが便秘と多くの人が油断しているが、それは危険なこと」という当院なりの危機感が根底としてあります。便秘は食事療法で改善したり、たまに市販薬を飲んだりする程度ならいいのですが、毎日刺激性下剤を飲むのはやめ、きっちり医療機関で治してもらいたいとの強い思いがありますし、その方がQOL向上への近道になるというのが私の考えです。

便秘外来では、まず便秘が機能性のものか器質的なものかを明らかにします。便秘と一口に言ってもさまざまで、大腸がんなどの器質的疾患の可能性をまずは探ります。これには大腸内視鏡検査をはじめとする各種検査が必要です。

また、問診を通じて便通の状況を聞いていきます。

具体的には、いつ頃から便秘を自覚しているのかといった発症時期や、どれくらいのペースで便が出ているのかという排便頻度、排便に要する時間、出た便の形(これには過敏性腸症候群のところで触れたブリストル便形状尺度を使います)、便秘によってどのような不快な症状があるか、それはQOLにどう影響しているか、普段はどのようなライフスタイルを過ごしているのか……と内容は多岐にわたります。

これにより「排便回数減少型」なのか「排便困難型」なのかを見極めていくわけですが、患者さんによっては「お通じに関することを根掘り葉掘り聞かれる」と抵抗感を抱く人もいるかもしれません。

しかし、症状や生活習慣をしっかり把握しなければ、治療は困難です。もちろんプライバシーへの配慮は万全の対策を講じていますので、不安になる必要はありません。

なかには、医師と話すことで便秘が軽減する人もいます。特に、過敏性腸症候群のようにメンタル面での不調による便秘ではこの傾向が見られます。

そうした効果を熟知している医師は、患者さんと真摯に向き合い、寄り添いながら解決に向かいます。「患者さんから信頼されることも治療の一環」と考えているからです。

なお、便秘治療の目標はブリストルスケール4（便の表面が滑らかで軟らかいソーセージ状、あるいは蛇のようにとぐろを巻く）の完全排便ができるようになること。それによってＱＯＬの向上を目指します。

心得その40

便秘の治療はまず酸化マグネシウム・ポリエチレングリコールから

便秘治療にも下剤は使われますが、常用すると問題が生じる刺激性下剤は基本的には使用しません。用いるとすれば、頓服としての短期使用にとどめます。

基本薬は「機械的下剤」と呼ばれるもので、塩類下剤や膨張性下剤といったものがあります。これらは便に水分を引き込んで軟らかくしたり、薬剤そのものが膨張して便のかさを増やしたりするものです。

ここで改めて刺激性下剤と機械的下剤との違いをお伝えしましょう。

刺激性下剤は即効性があると言いましたが、それは強引に大腸を動かすからです。大腸は食べもののカス（栄養分が吸収されたもの）から水分を吸収することが主な役割です。ということは、小腸から水分を含んだものが送り込まれてきたと察知すると、それを吸収するために動き始めます。これが「蠕動運動」です。

刺激性下剤は、この蠕動運動を人工的に引き起こすわけです。そのため、即効性はありますが、それだけ負担がかかります。なお、座薬や浣腸も刺激性下剤の一種です。

一方の機械的下剤は便に水分を引き込むことで本来の蠕動運動を呼び起こします。即効性はないものの、依存性もないため比較的安心して使用できます。

当院では塩類下剤の酸化マグネシウムとポリエチレングリコールを基本薬としています。腸に変形を認めるケースには「中建中湯」という漢方薬を併用します。

これは北里大学東洋医学総合研究所の初代所長である大塚敬節先生が考案した薬です。漢方では胃腸が弱い人に対して「小建中湯」という薬が処方されます。また、お腹が冷える人には「大建中湯」が用いられます。

この大と小とを合わせたものが中建中湯。当院の患者さんに処方したところ、高い効果が得られたので治療に取り入れています。なお、漢方薬には「体に優しい」というイメージがあるかもしれませんが、ダイオウを原料に用いているものは刺激性下剤に当たるため注意が必要です。

こうした薬物療法のほかに、食事療法や運動療法も組み合わせていきます。食事療法に関しては、基本的には、すでにお話しした低FODMAP食にしてもらいます。

心得その41

運動不足が諸悪の根源。お尻で歩けば便秘も改善

便秘に限ったことではありませんが、運動不足は「諸悪の根源」と言ってもいいほど私たちの体、ひいては健康にさまざまな弊害をもたらします。

運動不足からくる肥満は生活習慣病（糖尿病・高血圧・脂質異常症等）の引き金となりますし、体力の衰えを加速させます。つまり老化を早めるということです。

便秘に関して言えば、運動をすると血流が良くなり腸も活発に動くようになります。便秘には心理的は要因もあると言いましたが、運動には気持ちを前向きにし、メンタル面の不調を和らげる働きもあります。結果として便秘の改善につながることは珍しくありませんので、ぜひ日常生活に運動を取り入れてください。ちなみにスポーツ選手には便秘で悩む人がほとんどいないと言われています。

運動療法では「ねじれ腸改善エクササイズ」「お尻歩き運動」などを患者さんに推奨しています。

ねじれ腸改善エクササイズは、久里浜医療センターの水上健先生が考案したエクササイズです。

ねじれ腸とは、腸の形が変形して便の通りが悪くなったことから、痛みを伴い便秘を生じさせる状態を指します。腹痛を生じる場所とねじれた腸の場所が一致する場合、ねじれ腸と考えられ、このねじれを改善させる目的で考案された運動がねじれ腸改善エクササイズです。

簡単に紹介すると、まず両足を肩幅と同じくらいに開いて立ちます。次に両手を下に向けて、そのまま横に少しだけ広げます。あとは上半身を左右にゆっくりとひねるだけ。下半身は動かさずにぶらりぶらりと体を半回転させてください。目安としては1分間で左右20回が1セット。最後に大きく背伸びをして終了です。このエクササイズを毎日続けることで、痛みを含めた症状の改善が期待できます。

お尻歩き運動は排便困難型の患者さんにお勧めしているエクササイズです。骨盤周辺の筋肉を使うことで血行を良くし、大腸の働きを活性化します。

方法は簡単。まず、床に座って膝を少し曲げた状態で背筋を伸ばします。その後、両腕を振りながらお尻の筋肉を使って前に10歩進み、次に後ろに10歩戻ってきます。これを1セットとし、毎日5セットを目標とします。ダイエット効果も期待できるので、ぜひ日常に取り入れてほしいです。

これらのエクササイズは便秘の改善だけではなく、予防にもつながります。

心得その42

理想の排便ポーズは「考える人」。でも例外があると知るべし

便意を感じてから排便するのにどれくらい時間がかかりますか。通常は1分以内。排便に時間がかかる人、便意を感じない人は、「排便困難型便秘」で薬物療法が有効でないことが多いタイプです。

このタイプの便秘の方がまず取り組むべきは「排便ポーズ」の見直しです。実は、姿勢一つで排便がスムーズになったり、困難になったりすることが分かっています。

一般的にはロダンの「考える人」（腰をおろして前かがみになる）がスムーズな排便ポーズとされています。このポーズを取ると直腸と肛門とがまっすぐになるため、排泄がスムーズになるというわけです。

ただ、かかとを上げると足に力が入りリラックスできずに排便が困難になることがありますので、その場合は台座を置いて足を乗せるなどすると無理のない姿勢に

なるでしょう。

背筋を伸ばした一般的な座り方では、実は直腸から肛門にかけて角度ができています。角度があると便が通りづらくなるため、その分いきむ力も必要となります。いきみ過ぎが危険だという話はすでにお伝えしました。また、そもそも背筋を伸ばしているとお腹に力が入らず、排便が困難になります。

昔、日本の家庭では和式トイレが使われていました。和式トイレで背筋を伸ばしたら後ろにひっくり返ってしまうので、理にかなった排便ポーズを取ることができていたのです。

ところが、現代は洋式トイレが一般的になり、洋式に慣れた人のなかには和式では用が足せなくなっているという話も聞かれます。現代人に便秘が多くなったのは、こうした問題も少なからず関係しているのかもしれません。ですから、せめて排便の際には、このようなポーズを意識していただきたいものです。しかし、当院で排便造影を行うと、前傾姿勢ではかえって出にくい人がいることも分かってきました。便秘外来では画像検査を用いながらこうした姿勢についてもしっかり指導しています。

ほかにも、肛門筋電計を付けてもらうことで「いきみ方」を指導するバイオフィードバック療法という方法もあります。採用しているのが全国的にもごく限られた専門施設のみなので、あまり一般的ではありません。これは外肛門括約筋や腹筋の動きをモニターで確認できるというもので、理想的ないきみ方を目で確認できることで大きな効果が得られます。

コラム

難治性便秘に対する1週間入院プログラム

ここまで便秘の項を読まれた読者は、便秘にもいろいろなことがあるのだなとお思いになったことと思います。「便秘はどう対処したらいいの」と単純な質問をよくもらいます。しかし、右に述べた「排便困難型」か「排便回数減少型」か、また今までの治療歴や腸が変形しているかどうかなどによって対応が変わるため、一口に便秘治療はこうだといえないのです。便秘をひとくくりにするからうまくいかないケースが出る、それぞれ状況は違うのですから個々の状況を把握して治療をすることが必要だと考えます。

難治性となる人は、①刺激性下剤に依存しているか、②従来の便秘薬（酸化マグネシウム、上皮機能変容薬など）に抵抗性を示す人を指します。腸が変形して「動かない腸」となっているか、肛門から外に「出せない腸」になっているかがほとんどです。従来、「排便回数減少型便秘」は、内科の病気、「排便困難型便秘」は専門の外科・肛門科が扱う病気とされてきました。しかし、調べていくうちに難治性便秘の場合は、両者の合併例が非常に多いことが分かってきて、完全なる便秘の解消には食事・運動療法を含めた総合的な取り組みが必要と判断しました。

難治性便秘の改善には、残念ながら時間を要することと、最初のきっかけづくりが大切であるため、1週間の入院を前提にプログラムを組みました。1日目は水分の摂取のみであとは絶食。2日目は絶食と流動食。3日目は流動食、4日目は3分粥、5日目は5分粥、6日目は全粥食、7日目は軟飯食と胃腸に

1週間のプログラムメニュー

	1日目	2日目	3日目	4日目	5日目	6日目	7日目
点滴	あり	あり					
食事	絶食	絶食・流動食	流動食	3分粥	5分粥	全粥食	軟飯食
運動			ねじれ体操		お尻歩行等		
検査	ガストロ注腸	腹部レントゲン	腹部エコー	排便造影	直腸内圧検査		大腸カメラ等
治療			内服開始		内服薬調整バイオフィードバック療法		

食事は全て低FODMAP食。胃カメラなどその他の検査はオプションで追加可

便秘治療による腸の形態の変化

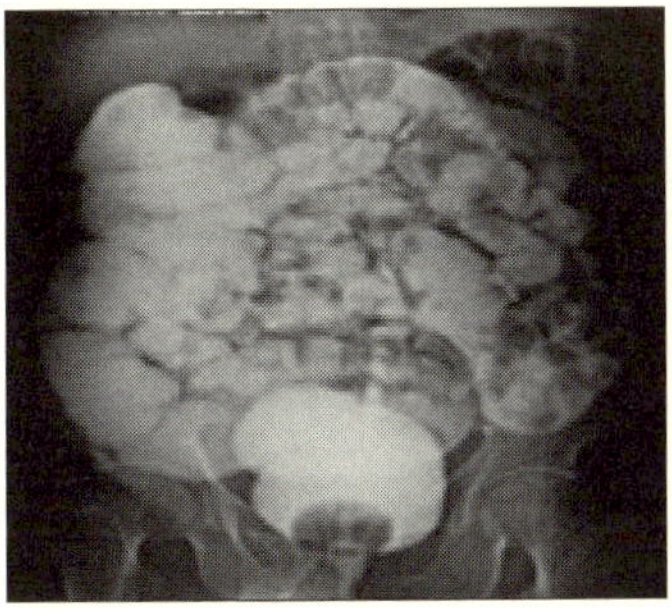

2017年８月28日

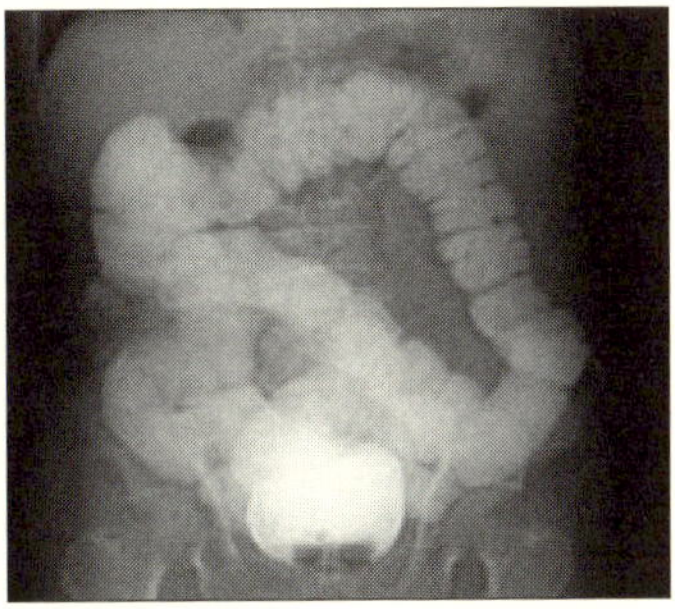

2018年10月９日

白く写っている部分は造影剤、そのなかにある黒い部分が便。約１年の適切な治療で大腸の太さ・長さが改善した。

負担のない食事を提供していきます。

　また、前半で排便回数減少型かどうかの検査、後半で排便困難型なのかといった検査をし、それぞれに応じた治療を施します。具体的な検査としてはガストロ注腸（水溶性造影剤による撮影）・腹部レントゲン・腹部エコー・排便造影・直腸内圧検査・大腸カメラなど。また、治療は薬物治療や運動治療、バイオフィードバック療法となります。

　変形した自分の大腸を見て驚く人は少なくありません。しかし、1年間適切な治療をすれば、全てとはいいませんが、変形は程度の差こそあれ改善していく人がほとんどです。腸の形が改善すれば必要な下剤の量も減っていきます。1週間プログラムで全てが解決できるわけではありません。しかし、この試みを始めて2年以上が経ちますが、改善具合が見えるため、納得して治療を受けられるようになっています。長期に入院できない方は、2、3日を2回や3回に分けて行うことも可能です。

心得その43

近年増加中の潰瘍性大腸炎にご用心

腸の病気で最後に取り上げたいのが「原因不明の炎症性腸疾患」です。

炎症性腸疾患という言葉の響きから何となく難しそうな病気という印象を持つでしょうが、実は身近な病気とも言えます。

例えば、食当たりをしてお腹が痛くなったり下痢になったりした経験は誰もが持っているはず。これは食べものに付着した細菌やウィルスが主な原因で「感染性腸炎」と呼ばれます。また、薬を飲むことで起きる「薬剤性腸炎」というものもあります。

これらは原因がハッキリしていますし、原因となる細菌や薬が体外に排出されることで炎症も治まることがほとんどです。いわゆる急性の病気です。

ところが、原因が特定できない炎症や潰瘍を引き起こすケースもあります。今問題視されているのが、この原因不明の腸疾患。次に取り上げる「潰瘍性大腸炎」と

「クローン病」は、その代表的な存在です。

まずは年間1万人から1万5000人のペースで増加しているという「潰瘍性大腸炎」から見ていきます。

具体的な症状としては、血の混じった粘液（粘血便）です。1日に10回以上トイレに駆け込むこともあるので、こうなると日常生活に支障を来すようになります。ほかには発熱や体重減少、貧血、食欲不振といった症状が起きることがあります。

この潰瘍性大腸炎は、治療経過にもよりますが、症状が一定して続くわけではなく、途中で治まったりするのです。これを「寛解《かんかい》」と言います。

もちろん治ったわけではないため、多くの場合しばらくするとまた症状がぶり返します。これを「再燃」と言います。潰瘍性大腸炎はこの寛解と再燃を繰り返すことが大きな特徴です。

そうこうするうちに病状が悪化する危険性があることはぜひ認識しておいてください。

病気に関する知識があれば、そんな判断を下せるようになります。

ただ、潰瘍性大腸炎は先にも言ったように原因が分かっていませんが、現状、「遺伝的要素」「食べものや化学物質などの環境因子」「腸内細菌」「免疫の異常」など、複数の要因が絡み合って発症につながっているという考えが主流となっています。

潰瘍性大腸炎の治療の目的は完治ではなく「コントロール」にあります。症状が治まる寛解の時期がなるべく長く続くようにコントロールしていくわけです。

潰瘍性大腸炎は多くが直腸から始まりますが、大腸全体に広がっていくケースもあります。早めに対策を講じることで炎症の広がりを抑えることができるので、少しでも「変だな」と思ったら診察を受けてください。なお、潰瘍性大腸炎の診断には内視鏡検査が欠かせません。

潰瘍性大腸炎は以前は20代から30代の人に多く見られましたが、近年はあらゆる年代で見られ、男女の性差も見られません。従来は欧米諸国で多く見られる病気で、日本においては珍しい存在でした。しかし近年は増加の一途をたどり、登録上約17万人の患者さんがいるとされています（登録されていない人がおり、実際はもっと多い）。治療としては薬を使うことが多く、今は潰瘍性大腸炎に効く薬が続々と出ています。

心得その44

潰瘍性大腸炎に似たクローン病にもご用心

クローン病は潰瘍性大腸炎と同じく原因不明の炎症性腸疾患です。症状は潰瘍性大腸炎と似ており、腹痛や下痢、発熱、下血、体重減少、貧血などが挙げられます。症状が治まる寛解とぶり返す再燃が繰り返される点も共通しています。また、全身の気だるさといった症状がクローン病では見られます。

両者のもっとも大きな相違点は、炎症が起きる場所です。

潰瘍性大腸炎は大腸に限られますが、クローン病の場合は口腔から食道、胃、小腸、大腸、肛門にいたるまで、どの場所でも起きる可能性があります。特に多いのが小腸です。小腸は栄養を吸収する役割を担っているため、ここに炎症が起きると日常生活に大きな影響をもたらします。

なぜクローン病になるのかといったこともハッキリ分かっていません。「遺伝的な要素」「細菌やウイルスによる感染」「食事内容」がそれぞれに原因だという説がありますが、いずれもはっきりした理由としては特定されていないのです。

ただ、最近の研究では食べたものに対する免疫の過剰な反応が引き金になっている可能性が指摘されています。この免疫異常に他の要因が重なり合って症状が起きるというわけです。

クローン病は発症する範囲が広いので合併症が起きやすいという特徴も備えています。そのため、場合によっては外科手術が必要になることもあります。

症状の広がりを抑えるには、やはり早めに治療をスタートさせることが大切です。

クローン病の「クローン」とは、この病気を初めて報告した医師の名前に由来します。報告されたのは１９３２年ですから、古くからある病気と言えます。先進国に目立つ病気で、欧米諸国に多いことが特徴である点も潰瘍性大腸炎と同じです。

日本では滅多に見られない病気でしたが、近年は特に増えています。現在、日本でクローン病に悩んでいる患者さんの数は約4・2万人。10～20代で発病する人が多く、年間およそ1500人から2000人のペースで患者さんが増えています。男女比で見ると、男性は女性の2倍。ここは潰瘍性大腸炎とは異なるところです。

クローン病の治療もまたコントロールを目的に行われます。寛解の時期をなるべく維持するということです。治療法としては、近年画期的な新薬が登場し、つらい食事療法をほとんどせず、薬だけで維持できるケースが増えてきました。

心得その45

潰瘍性大腸炎もクローン病もコントロールすれば怖くない

潰瘍性大腸炎とクローン病の治療では、まず「どういう病気にかかっているか」を診断するための問診が行われます。症状や過去の病歴、生活スタイルなど、できるだけ詳細に答えてください。併せて便の検査や血液検査、さらに大腸や小腸、胃への内視鏡検査・バリウム検査、CT検査などが行われます。このようにさまざまな検査をして総合的な観点から診断されるわけです。

なお、潰瘍性大腸炎とクローン病の診断に内視鏡検査は欠かせないので、医療機関を選ぶときはこの検査を実施しているところを探すようにしましょう。

では潰瘍性大腸炎またはクローン病と診断された場合、一般的にはどのような治療が行われるのかについてお話しします。

潰瘍性大腸炎の治療

潰瘍性大腸炎では一般的に薬物療法による治療が進められていきます。

悪い状態をいい状態に持っていく「寛解導入療法」と、いい状態を続けられるようにする「寛解維持療法」があります。

基本となるのは「5-ASA」という薬で、症状が軽い場合はこの薬だけで寛解に持っていくことができ、状態を維持することも難しくありません。

「5-ASA」で抑えきれないときは寛解導入薬として通常ステロイド薬が使われ

ます。それでも症状に改善が見られないときは、タクロリムス・抗TNF－α抗体製剤（インフリキシマブ・アダリムマブ）といったさらに強い薬を使います。

また薬物療法と併せて「血球成分除去療法」を導入することもあります。これは過剰に活性化した白血球を取り除く療法です。

潰瘍性大腸炎では白血球が大腸の粘膜内で活発になり過ぎているため、炎症の広がりに力を貸していると考えられています。従って白血球を鎮めることで一定の効果が期待できるわけです。

血球成分除去療法では専用の機械を使って体から一定量の血液を取り出して、白血球の一部あるいは全部を除去し、再び血液を体に送り戻します。体の全ての血から白血球を取り除くわけではないので安心してください。

こうした療法を進めていくなかで症状が改善せず、合併症を引き起こしたりすると最終的には、手術も視野に入ってきます。

クローン病の治療

心得その44でもお伝えしましたが、近年のクローン病の治療では、薬物療法や栄養療法を行います。

薬物療法は潰瘍性大腸炎とほぼ同じで、「5－ASA」に始まり、副腎皮質ステロイド、免疫調節薬（アザチオプリン・6－メルカプトプリン）、抗TNF－α抗体製剤（インフリキシマブ・アダリムマブ）などの薬が使用されます。

クローン病でも血球成分除去療法を用いることがあります。その他、肛門に病変が見られる場合は抗生物質が使われることもあります。

もう一つの栄養療法では、栄養剤を口または鼻から投与していきます。栄養剤には「消化態栄養剤」と「半消化態栄養剤」とがあり、前者は腸から吸収されやすいメリットがあります。ただ、独特のにおいがあるため、口から投与するのは困難です。そのため、鼻から胃までチューブを通して、注入ポンプによって送り込みます。

一方、半消化態栄養剤は味がいいので抵抗なく口から取り入れることができます。ただし含まれている栄養分に脂肪が多いという面もあります。

こうした薬物・栄養療法で寛解をコントロールしていきますが、それでも効果が見られないときは、手術を行うことに。また、場合によっては大量出血や腸閉塞など緊急手術を要することもあります。

心得その46

潰瘍性大腸炎・クローン病の治療でステロイドは避けるべし

潰瘍性大腸炎・クローン病の薬物療法で通常「ステロイド薬を使う」と紹介しました。

しかし藤田胃腸科病院ではかねてよりステロイド薬を極力用いない治療に取り組んでいます。その理由は、ステロイドを使った患者さんの半数が再燃していることと、さらにステロイドを使用した多くの患者が再投与を望まないことが当院のデータ上分かったからです。

それによると、寛解を維持した率は26・9%。一方、再入院をした率は50・0%

に上ります。より上位の（強力な）治療に変更した率は28・0％です。ステロイド薬を使っても、始めは効くが長い目で見ると良くないことがあります。昔は、5ASAとステロイドしか主な薬がありませんでしたが、今は新薬の登場などによりステロイド以外の薬でも対応できます。ですから最終的に再燃・難治化させないのが目的であれば、「ステロイドは極力使用しないほうが合理的」と判断しました。

ステロイドとは、もともと人間の体内でつくられるホルモンの一種です。副腎から分泌され、炎症や免疫反応を抑えたり、水分や血圧、血液量の調整を行ったりと、さまざまな働きを持っています。このステロイドをもとに人工的につくられたのがステロイド薬です。

このステロイド薬は強力な抗炎症作用、つまり炎症によく効く強い薬なのですが、一方で見過ごせない問題も持っています。

その一つが「依存性」です。外からステロイドが供給されることで副腎は自らステロイドの分泌をやめてしまいます。すぐにではありませんが徐々に減らしていくのです。

図2-26　ステロイド経口・静注で寛解導入をはかった患者の経過

	割合
寛解維持率	25%
再入院	51%
より上位の治療への変更（手術・IFX・Tacrolimus）	29%

n=84
再燃・難治化するケースが多い　　当院調べ

こうなってしまうと、逆にステロイド薬の使用をやめることが困難になります。ステロイドは生きていくうえで欠かすことのできないホルモンですから、体内でつくられなくなったらステロイド薬に依存するしかないというわけです。

さらに問題なのは、ステロイド薬にはさまざまな副作用があるということです。顔がむくんで丸くなるムーンフェイス、ニキビ、体重の増加、不眠などがその代表的なもの。長期間にわたって使用すると、骨粗鬆症・消化性潰瘍・糖尿病・感染症にかかるリスクも高まります。

そうしたリスクがあり、寛解維持効果はないのであれば、ステロイド薬の使用に固執する理由はありません。そこで当院では可能な限りステロイド薬を使用しない治療を行うようにしています。

図2-27　GMA・IFX再試行希望

次回潰瘍性大腸炎悪化時に血球成分除去療法やインフリキシマブを使用して構わないかの質問に対しいずれも再試行は構わないと回答

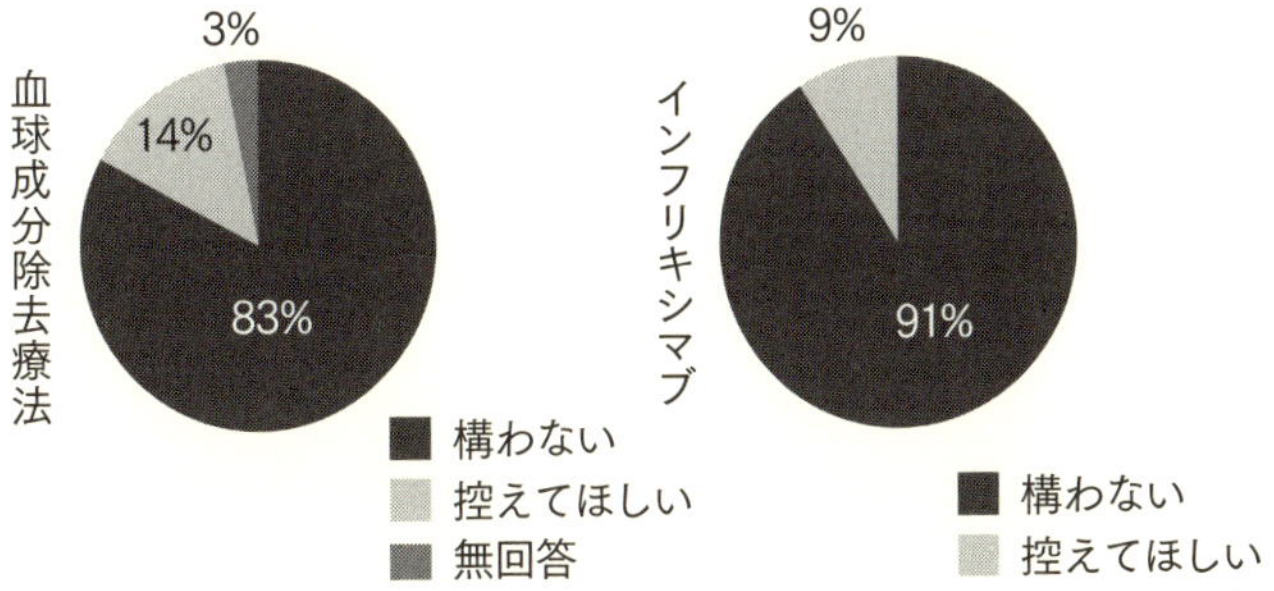

当院調べ

具体的にはステロイド薬を使うステップを飛び越えて、中等症の人にはステロイドを使う前に血球成分除去療法を実施し、重症の患者にはタクロリムス、難治性の患者にはインフリキシマブなど、他の薬を使い分けるようにしています。

藤田胃腸科病院では、これまで通算500名以上の潰瘍性大腸炎の患者を診察してきました。右記に示した治療方針を採用後、がんの合併や難治例は減少し、（通算500名のうち）手術となったのは10名未満です。

ステロイドの問題だけではありませんが、この数字は従来の報告よりさらに少ない数字と言えます。

潰瘍性大腸炎の患者さんにアンケートを行ったところ「次回、悪化したときに血球成分除去療法やインフリキシマブを再び使っていいですか？」という問いに対し血球成分除去療法は83％の方が、インフリキシマブでは91％の方が「構わない」と答えています。それだけ効果を実感しているということです。

心得その47

最近ブームの「腸内細菌」も実は分からないことだらけ

ここ数年、話題を集めている健康情報が「腸内細菌」です。大腸には100兆個以上もの細菌が常駐しており、さまざまな働きをするというもの。「善玉菌」「悪玉菌」「日和見菌」といった名称は一度ならず目にしたり耳にしたりしたことがあるはずです。

ここで簡単に「腸内細菌とは何ぞや？」というテーマについてお話しします。

腸内細菌は大腸内に群れをつくって存在していて、その全体は「腸内フローラ」と呼ばれています。善玉菌・悪玉菌・日和見菌をひっくるめて腸内フローラ。専門的には「腸内細菌叢《そう》」と言います。

この腸内フローラを構成する細菌たちは1歳までに決まると言われており、その構成にも個人差が見られます。誰もがそれぞれの腸内フローラを持っているということです。

人間は生まれたときは無菌に近い状態。母親からある程度の腸内細菌を受け継ぎますが、その後は身の回りにある細菌を体内に取り込んでいきます。それが個人差になるということです。赤ん坊はやたらといろんなものを舐めたがりますが、あれは細菌を取り込もうとしている本能的な行為と考えられています。

善玉菌はその名のとおり、体にとってプラスの働きをします。例えば整腸作用やアレルギーの改善、免疫力の向上……といった働きです。大腸ではセロトニンというホルモンがつくられるのですが、ここでも善玉菌は力になっています。セロトニンが不足すると人はうつ病にかかりやすくなるので、善玉菌がいかに重要な存在かが分かります。

この善玉菌の代表選手としては「乳酸菌」と「ビフィズス菌」が挙げられます。これらはすっかりおなじみの存在。ヨーグルトやサプリメントなどで日常的に摂取するように意識している人も多いことでしょう。こうした善玉菌は腸内フローラの約2割を占めていると言われています。

悪玉菌は体に良くない働きをする菌たちのことです。例えば、下痢や便秘を引き起こしたり、食中毒、腹痛を招いたりします。腸内フローラにおける割合は約1割。ただし、不規則な生活をすると増殖していきます。

日和見菌は腸内フローラのなかで最も多数派。およそ7割がこの日和見菌です。日和見菌の「日和見」とはそもそも「有利なほうにつくために形勢をうかがっていること」を意味します。日和見菌がうかがっている形勢とはすなわち善玉菌と悪玉菌の「パワーバランス」。もし、不規則な生活を続けて悪玉菌が増えれば、日和見菌たちはその味方につくため、結果として健康悪化に加速がついてしまいます。

逆に健康的な生活を送ることで日和見菌たちが善玉菌をサポートするようになる

と、より健康的な毎日が過ごせるようになります。ですから善玉菌が増える、あるいは活性化するようなライフスタイルを心がけることが大切なのです。

しかし実のところを言えば、腸内細菌の研究では解明されていない部分がまだまだ多く、今のお話も「絶対的に正しい」かと言うと、そうとは言い切れない面があります。

例えば善玉菌・悪玉菌・日和見菌という分類の仕方はとても分かりやすいのですが、だからといって「悪玉菌は絶対的な悪」というふうには決め付けられないのです。悪玉菌と呼ばれている菌のなかには善玉菌の活動に役に立っているものもいると言われています。

人の腸には腸内細菌が100兆個いると言いましたが、種類にすると、およそ1000種です。それぞれの細菌がどのような働きをするのかを解明していくにはまだまだ時間がかかるというわけです。

腸内細菌の研究は今世界中で進められており、これから新しい発見がどんどん発表されていくことでしょう。この原稿を執筆中の6月7日にも、大阪大学と国立がん研究センターなどの研究チームが、早期大腸がんで増える細菌を特定したという新聞記事がありました。大腸内視鏡検査を受けた20～90代の男女の便を調べたところ、小さなポリープや早期がんが見られた人の腸内フローラには特定の細菌の割合が多くみられた（健康な人の2～3倍）というのです。今後も、さまざまな研究が進めば現在の常識があっさりと覆される日が来るかもしれません。

心得その48

毎日の乳酸菌より一度の大腸カメラ

腸内細菌、特に善玉菌に対する過信は一面で危うさを伴うことがあります。「乳酸菌やビフィズス菌は腸内環境を整えるためには欠かせない」とばかりにヨーグルトを毎日口にしている人は少なくないようです。ただ、それが本当に効果をもたらすのかどうかを冷静に考えている人はどれほどいるでしょうか。

市販のヨーグルトには、乳酸菌あるいはビフィズス菌が「億」単位で含まれていることをアピールする商品が少なくありません。当然、それらの菌は口から摂取され、食道を通り、胃にやって来ます。

ところが、胃はすでにお話ししたように強い酸を分泌します。その目的は「殺菌」でした。外部から侵入してきた細菌たちが胃の中の食べものを腐敗させてしまう……ということを防ぐために酸を出すのですから、当然、その対象には乳酸菌やビフィズス菌も含まれます。

胃酸は物質を取捨選択することなく、胃に入ってきたものを溶かしにかかります。実際、胃の内部では摂取された乳酸菌・ビフィズス菌の大半が死滅すると言われています。

しかし、「菌が生きたまま腸まで届く」とうたっている商品もよく見かけるはずです。それらは、厳密には「胃酸の脅威をくぐり抜けた菌が大腸にたどり着く」わけで、全ての菌がまるごと生きて届くと考えるのは、やはり無理があります。

と言うのも、前述したように腸内フローラには100兆個もの細菌がいて、そこに例えば1億の善玉菌がたどり着いたとして、その環境を変えるくらいの力を発揮できるかと言えば、それはちょっと……というのが正直なところだからです。

また、低FODMAP食のところでも紹介しましたが、腸の働きを良くするためには逆にヨーグルトを控えたほうがいい人もいるのです。

ただし、ここで誤解してもらいたくないのは、乳酸菌やビフィズス菌の摂取は「無駄」ではないということです。実際ヨーグルトや整腸剤を摂取して症状が改善する人も数多くいます。まだ解明されてはいませんが、少数の善玉菌が他の細菌に何らかの作用を働きかけている可能性があります。いい方向に症状が出ている人、味が好きで食べている人は継続してもらえばいいですが、「ただ体にいいという考え」で継続するのは考えものです。そこに過剰な期待はしないほうがいいというのが私の考えです。

「毎日ヨーグルトを食べて、たくさんの善玉菌を取っているから、私の腸は健康に決まっている！」

その油断によって病気の進行を見過ごすことになったら悲劇です。実際「毎日の善玉菌より、1回の大腸カメラ」のほうが有用である人が多いと思います。

心得その49

早期発見・早期治療は健康維持の基本の「き」

健診は定期的に受けるものの、検診は受けてないという人は少なくないようです。健康診断は職場や自治体での実施が義務付けられているので比較的身近。特に会社にお勤めの方は、健診の日が設定され、受診するようにとのお知らせがあるはずです。ところが検診となると義務ではなく任意なので、どうしても受診率が下がってしまう傾向があります。

２０１６年に厚生労働省が調査を行ったデータですが、胃がんの検診を受けた人は全国で38・４％。大腸がんでは39・１％です。これはお世辞にも高い数字とはいえません。

胃がん大腸がんともに早期発見をするには内視鏡検査が欠かせないということは、ここまで読んできた人ならすでに分かっていること。その内視鏡検査を受けない理由としては「苦痛だから」というものが多く、それは先入観が大きいということ

図2-28　胃がん発見動機別進行度

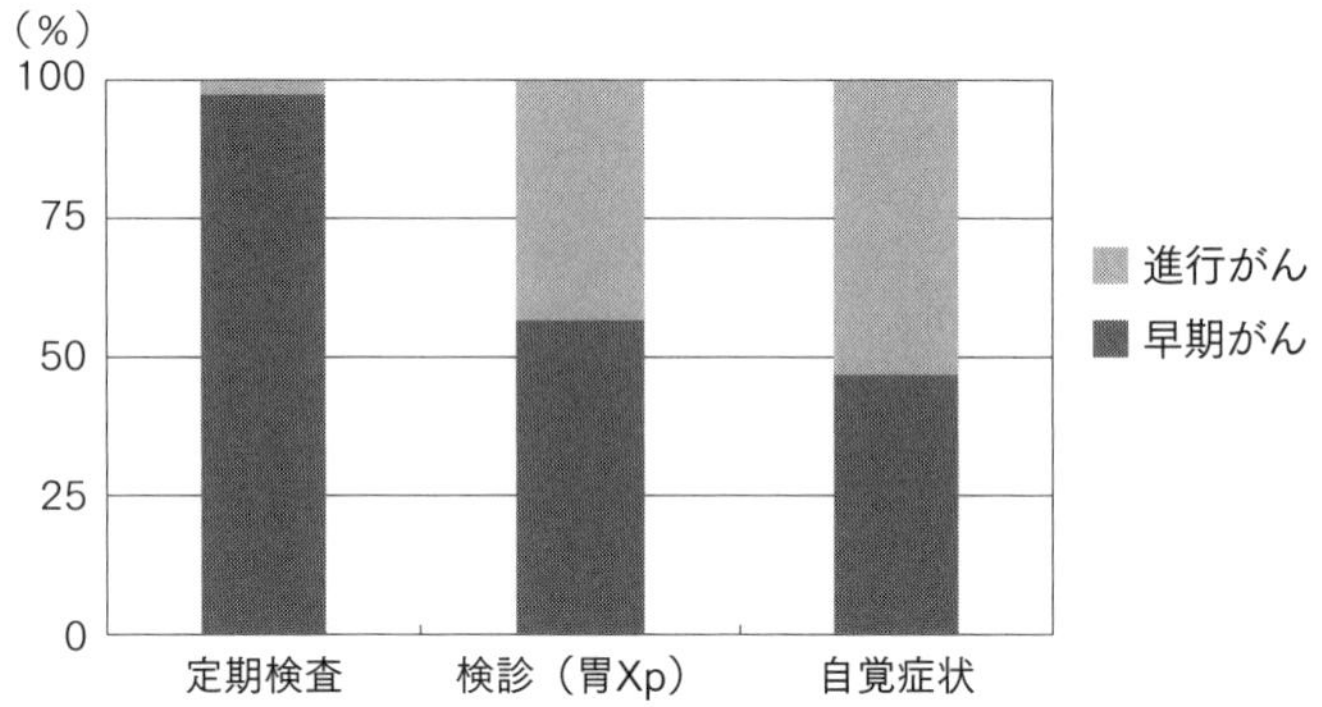

自覚症状のない人で、胃カメラの定期観察中に胃がんが発見された場合は、ほぼ早期胃がんと言える。

当院調べ

とも述べました。

しかし、なかには「病名がハッキリするのが怖いから」という人も一定数存在します。

そういう人たちにあえて言いたいのは、早期がんでの告知は「ラッキー」だということです。悲観する必要はまったくありません。

胃がんにせよ大腸がんにせよ、早期の段階では自覚症状がほとんどないという話でした。逆に考えれば、自覚症状がない今こそ「大きくなる前にがんを叩く」ことができるチャンスです。

早期で発見できれば胃がんなら5年

生存率は94・9％。大腸がんなら94％。胃・大腸がん以外のほかの病気で亡くなるのがほとんどです。これは「早期のうちにやっつけておけば、ほとんど心配することはない」わけです。

心得その50

悔いなく生きるためにも、自分の体を正しく知るべし

今やがんは日本人の2人に1人がかかると言われるほど「身近な病気」です。2分の1の確率に対して「自分だけは大丈夫」と考えるのは少し合理性に欠けると言わざるを得ません。実際にがんの告知を受けた人がショックを受けるのは「自分だけは大丈夫と思っていたのに、そうじゃなかった」という面もあると言えます。

病院に行ったことがないという人は、「風邪をひいても気合いで治す」とか「市販薬で十分」とか「自分の体は自分が一番よく知っている」といった考えを持つ傾向にあるようです。これも医師の立場からすればリスクの高い考え方だと言わざる

を得ません。

そういう人がどうにもならなくなり、不調を訴えて病院に駆け込んだときにはすでに遅し……がんがかなり進行していた、というケースはしばしばあります。どうか、そのときのがん告知のショックをよくよく想像してみてください。特に注意してほしいのは「自分はもう何年も病院に行ったことがないよ」という健康自慢の人たち。こういう人たちは進行がんになるまで、自身の健康を過信しかねません。

がんを告知されると、確かに大きなショックを受けます。自分ががんであることを知らされれば「死」を思わざるを得ない状況もあり得ます。しかし、死を思うことは人生を思うことであり、生き方を見つめ直すことにもつながっていきます。

「自分はがんとは無縁だと思っていたが、そうではなかった。早期だから良かったが、いつかは死に直面する日がくることは実感できた。これからは1日、1日を大切に生きよう」

このような考えも自然の流れと言えます。そうなれば、より前向きに生きられるようにもなるはず。がん告知は早期のうちに受けるに越したことはないのです。

第三章

全ての不調は胃腸から始まる

胃腸のケアなしに健康長寿はあり得ない

「健診」と「検診」で胃腸の不調を見逃さない

ここまでで胃と腸に関する病気およびその治療方法などについて説明をしてきました。お話をしていくなかで何度も強調したのが「早期発見・早期治療」の大切さです。特にがんは、自覚症状が出てからでは死亡リスクが高くなることを肝に銘じておいてほしいです。

早期発見のためには医療機関で調べてもらうことが欠かせません。そう言うと、なかにはこんなふうに早とちりする人も。

「それって健康診断ですよね？　大丈夫、毎年受けていますから」

もちろん健康診断は大切なのですが、それはあくまで基本的な検査でしかありません。

具体的な内容としては身長・体重・腹囲などの身体計測、視力や聴力の検査、胸部エックス線検査、喀痰検査、血圧測定、血液検査、尿検査、心電図検査などですが、これらは全体をまんべんなくチェックすることで健康であるかどうか、何か病気になるようなもの、あるいは手掛かりになるようなものは隠れていないかを調べていくものです。

この健康診断の結果から「これは、もしや?」と思われる異常が見つかったら、次は精密検査を受けることになります。

がん検診には「対策型検診」と「任意型検診」があります。前者は市区町村など自治体が実施するもので、公的な予防対策という位置付けです。従って費用の負担は少なく、なかには無料のものも。これらは大いに活用したい検診です。

一方の任意型検診は人間ドックのように自ら選んで受ける検査のことです。費用はその分かかりますが、より安心感につながるものと言っていいでしょう。

「健診」と「検診」は、読み方は同じですが目的はそれぞれ異なります。健診だけ受けて安心するのではなく、もう一方の検診もしっかりと受けることが大切なのです。

「〇〇は体にいい」は鵜呑みにするべからず

近年、テレビや雑誌で「健康情報」が毎日のように紹介されています。高齢化社会を反映してのことでしょうか、今や健康情報は重要なコンテンツとなっていると言えそうです。

もちろん、そうした情報のなかには医師としてうなずけるものもありますが、一方で「おや？」と首を傾げてしまう情報があることも否定できません。

具体的なケースには触れませんが、例えば「〇〇は健康に良い」と一つの食材を朝・昼・晩食べるように勧める情報は鵜呑みにしないほうがいいでしょう。栄養のバランスという視点から見ても疑問ですし、長期的な摂取による影響も気になるところです。食物繊維のところでお話ししたように「食物繊維は便秘にいい」というこれまでの「常識」が実はそうとも言えないというケースもあります。

世のなかにはサプリメント・健康食品を常用する人も少なくありません。しかし、長期的な使用が及ぼす影響については、検証されていないものも数多くあります。

メディアの発する健康情報は鵜呑みにせず、自分なりにさまざまな情報を集め、検討してから利用の是非を判断してほしいところです。

サプリメントの広告は誰もが日常的に目にすると思いますが、注意深くチェックしてみると、そこには「効く」「治る」といった言葉が一切使われていないことが発見できます。

「このサプリを毎日続けたら、がん細胞が消えて完治！」

「つらい便秘を治したい方は、このサプリを1日1錠！」

といった記述がもしあるとすれば、それは薬事法違反です。なぜならサプリメントはあくまで食品であり、医薬品ではないからです。

医薬品は病気の予防や治療のために研究を重ねて開発されたもので、それぞれ効能や安全性、品質等に関してしっかりと調査・検証がなされています。要は「根拠」が保証されているということで、医薬品には国の認可が必要ということからもそれが分かります。

医薬品ではないのに「がんに効く」「便秘に効く」と効能をうたっていたら、それは問題です。ただ、広告のなかにはハッキリと「効く」とは言わないまでも、そう思わせる言い回しを使っているケースが多いのは事実です。情報の受け手がそのあたりの事情をしっかりと理解しておかないと、鵜呑みにしてしまう可能性があります。これもまた「正しい知識」の必要性の一つです。

私としては特定のサプリメント・健康食品を過信するよりも、バランスのいい食事を意識したほうがいいと考えています。私たち日本人の多くは日本食を食べて育ってきたはずです。日本は世界一の長寿国ですが、それは日本食とも深い関係があると考えられます。

「これを食べれば、たちまち健康に！」というスーパー食材は、医師の立場から言えばナンセンスです。1回1回の食事を大切にすることから健康は実現できると考えたほうがいいでしょう。

「本郷流健康法」はいたってシンプル

快食・快眠・快便は三位一体で私たちの健康ひいてはQOL（生活の質）を支えてくれます。その3つの「快」に欠かせないのが健全に働いてくれる胃と腸であり、そのためには正しい知識を身に付ける必要がある……という話をしました。

これまでの話では主に不調を来してしまったあとの病気に重点を置いていましたが、もちろん不調を寄せ付けないための「予防」の意識も大切です。ここからは予防を視野に入れた生活習慣のあり方を考えます。

個人的な話から始めると、私は自身の健康に関して「3つのS」を大切にしています。3つのSとは「スリープ」「スポーツ」「ストレスフリー」です。これは胃と腸を守るうえでも大切な生活習慣。いたってシンプルですが、多くの人に共通することなので、これらに絡めて話を進めます。

寝不足は胃腸にとっても悪影響

まず、最初のスリープ（睡眠）についてです。

日本人は世界的に見ても睡眠時間が短く、多くの人が慢性的な睡眠不足に陥っています。

脳は人間の体のなかで最も多くのエネルギーを消費する器官で、エネルギー全体のおよそ20%を使っています。睡眠はその脳を休めるために必要な行為なのですが、十分に取れていないと脳は疲労回復ができません。その結果、さまざまな弊害が起きるのです。「頭がボーッとする」「考えに集中できない」といったことはまだ序の口。長期的に見ると、例えば糖尿病や高血圧、肥満、うつ病、認知症など深刻な事態を招くリスクがあると指摘されています。

これらは当然ですが、胃と腸にも悪影響をもたらします。寝不足になればストレスが溜まりますし、ストレスは胃の天敵。また、脳腸相関という言葉が示すように、睡眠不足で脳がダメージを受けると、腸にもその影響が及びます。過敏性腸症候群はうつ傾向にある人に多く見られ、またうつと便秘も関係がありました。

睡眠をしっかり取ることの大切さは誰もが分かっているはずですが、それが守られていないのは、仕事や勉強や家事が忙しくて時間に追われるといった原因が考えられます。また、スマートフォンの普及も、若い人たちを中心にした睡眠不足の広がりに関係していると言えそうです。

私自身のことを言えば、どんなに忙しくても0時までには就寝するようにしています。起床は7時から7時半の間です。

日本人の平均睡眠時間は6時間以上7時間未満が最も多く、6時間未満の人は増加の一途とのこと（厚労省調べ）なので、私のケースは平均的な人よりも睡眠時間は多いことになります。

睡眠が十分だと目覚めも快適になり、1日を気持ち良くスタートできます。「起床」は毎日必ず行うものですから「毎朝毎朝起きるのがつらい」という感覚はQOLを著しく損ねていると言わざるを得ません。

朝起きるのがつらいと、ギリギリまで布団にくるまってしまいがち。そうなると、どうしても朝はバタバタしてしまいます。仕事を持っている人なら朝食を抜いたり、便通を無視したり（結果として便秘に）といったことも少なくないはず。それは一方で、ストレスを生み出すことにもつながります。

「毎朝毎朝気持ち良く目覚める人生」と「毎朝毎朝不快な気持ちで目覚める人生」ではQOLに大きな差が生じるのは明らか。気持ち良く目覚めるための努力はぜひ行ってほしいところです。

とにかく体を動かすこと、それに尽きる

次のスポーツは「運動」の意味として使っています。特に何かの競技を行うのではなく、体を動かすことが日常生活において重要だということを強調しておきます。

運動には「有酸素運動」と「無酸素運動」とがあります。両者の違いを簡単にまとめると「長く続けられるかどうか」。

「それって、三日坊主で終わるかどうかですか?」

いえいえ、違います。この場合の「長く」とは期間を指すのではなく時間を指します。長時間続けられる運動なのか、それとも瞬発的な力を発揮する運動なのかと

いったことです。

有酸素運動は酸素を使って筋肉を動かします。具体的な例を挙げるとウォーキングやランニング、水泳、自転車、エアロビクスなど。これらの運動は基本的に長時間継続して行うことができます。呼吸をしながら（酸素を取り入れながら）体を動かすものです。

一方の無酸素運動は酸素を使わずに糖を使って筋肉を動かします。具体的なものでは筋トレや短距離走。これは瞬発力を用いる運動なので、長い時間続けることができません。重いものを持ち上げるときやダッシュをするとき、息を止めたほうがパワーが発揮できる人も多いはずです。

運動としては、どちらも適しています。有酸素運動だけするのも構わないでしょうし、無酸素運動が好みなら、そちらを選んで問題ありません。両方にチャレンジするのももちろん「アリ」です。とにかく体を動かすことであれば何でもいいのです。

ただ、私の経験で言えば「自分が楽しいと思える運動」「成果が目に見える運動」

図3-1　筆者の体成分分析装置による計測結果

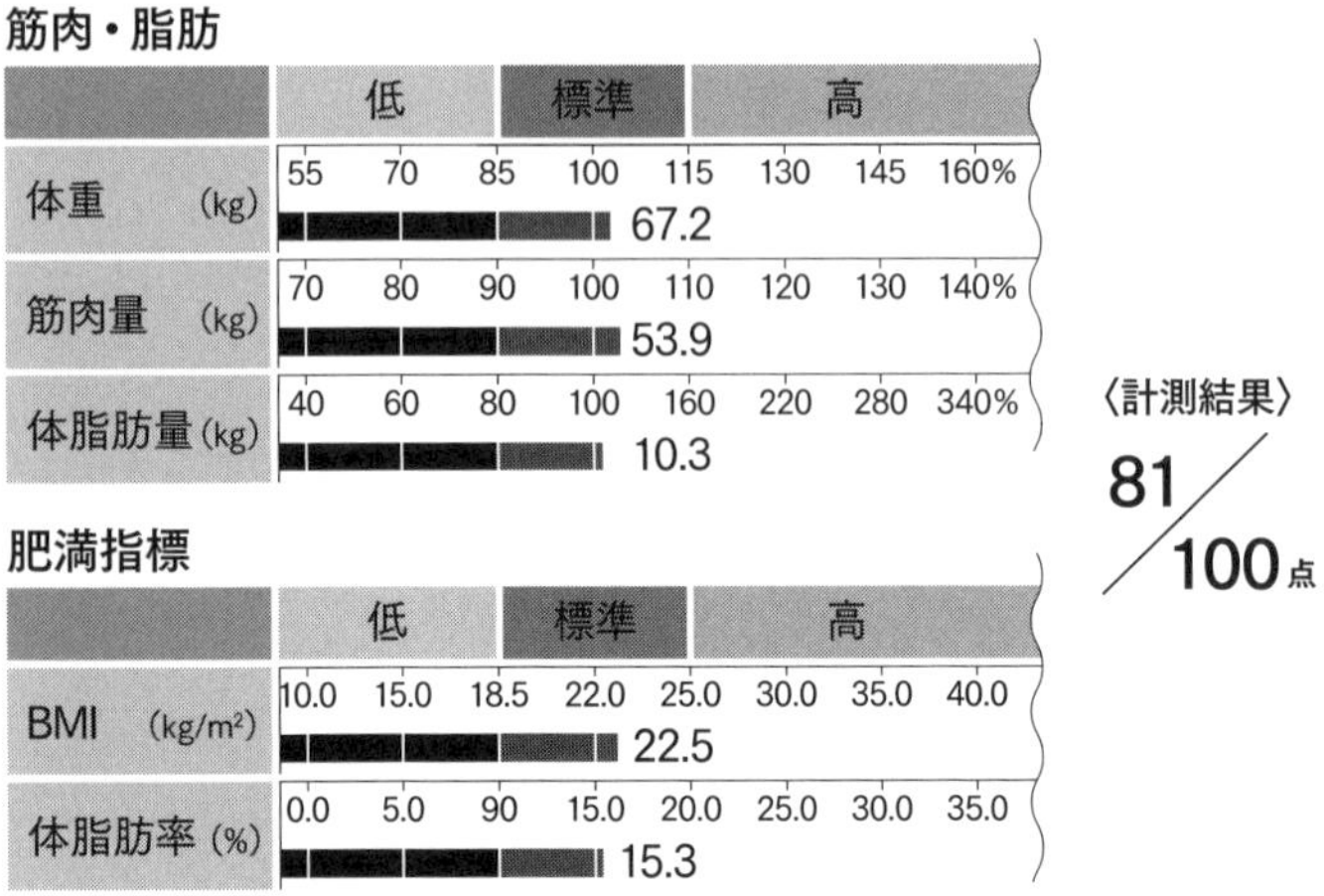

が長続きするようです。私はゴルフを趣味としていますが、ゴルフのスコアアップのためにとランニングを始めたことがあります。最初は張り切っていましたがスコアは伸びず、3カ月ほど経つとモチベーションが低下し、結局はやめてしまいました。「自分には合わなかった」と割り切って考え、次にスポーツジムに通いだしました。ジムでは器具を使った筋力トレーニング、つまり無酸素運動を行っています。最初はボディビル否定派だったのですが、自分の体形に変化が出てきたため続けられています。図3－1は、体成

分分析装置の測定結果です。結果は81点。若い人でもなかなか出ない高得点だと、メーカーの人からお墨付きをもらいました。

ランニングなら走るスピードが速くなる、筋トレなら筋肉がつくなど、自身が楽しいと思えば続けられますし、続けることで体にも変化が生じればモチベーションもアップし、さらに楽しくなります。そんな好循環が生まれたらしめたものです。

「スポーツを始めるとなると、何かとお金がかかって……」という人もいるでしょう。確かにジムに通うには利用料金が必要ですし、ランニングにしても専用のシューズやウェアが数多く売られています。その他のスポーツにしてもまたしかり。

しかし、無理にお金をかける必要はありません。手近なところで散歩から始めればいいのです。

散歩の時間が取れないという人は、エスカレーターではなく階段を使う、通勤時などに一つ手前の駅で降りるなどいくらでも工夫ができます。また、買い物にクルマを使っている人は自転車に変えるのもいいでしょうし、すでに自転車を使っている人なら、より遠くのお店まで買い物に行く方法もあります。

要は日常に運動を取り入れることを意識することです。さらに言えば、その運動量を無理のない程度に増やしていくことができたら理想的です。

運動を行うと血流が良くなります。血流が良くなると胃や腸が活性化します（もちろん、その他の臓器・器官も）。

また、体が適度に疲れるのでぐっすりと眠れるようになります。つまり「快眠」ですね。さらに、お腹も空くので食欲がわき、いろんなものが美味しく食べられるようになります。これは「快食」につながります。それに加えて、運動はストレス解消にもひと役買うため、気持ちが前向きに。

このように、運動には「しない理由が見つからない」と言ってもいいほどにさまざまなメリットがあるのです。

近年、医療・福祉の分野で「フレイル」という概念が注目されています。フレイルとは「加齢に伴う身体面・精神面・社会面における機能の減衰と脆弱化」のこと。高齢者が健康な状態から要介護の状態になるまでの移行期のことを指します。

フレイルになる原因の一つが運動不足です。

歳を重ねるにしたがって多くの人は筋肉量を失っていきます。筋肉は適切な負荷を与えていれば簡単に衰えることはありませんが、運動不足が長年続くと、それに応じて筋肉も失われていきます。「使わない筋肉は細くなる」という話は多くの人が耳にしているはずです。

運動不足のまま歳を重ねると筋肉は年々落ちていき、筋肉が落ちると動くのが億劫《おっくう》になりますから、ますます筋肉を使う機会が減ります。この悪循環に陥ると、認知症やうつ病などメンタル面にも影響が出てきます。その意味でも、運動習慣はぜひ身に付けるべきです。

自分に対してポジティブな心を持つ

3つのSの最後のストレスフリーは「ストレスを感じない」です。ストレスをまったく感じない生活というのは非現実的ですが、できる限り少なくしていくことは不可能ではありません。そのためにはまず自分の考え方を変えることが重要になってきます。

オーストリア出身の心理学者にアルフレッド・アドラーという人がいます。アドラーは「自己啓発の父」とも呼ばれている人で、これまで多くの人に影響を与えてきました。私自身も敬愛している人物の一人です。

アドラー心理学では「人が幸せになるにはどうすればいいか？」という問いに対して、シンプルに「自分の考え方を変えること」と論じています。人は誰もが何らかの目的に沿って生きており、幸せになることを目的としたら、そのために自分を変えることが必要だと言っているのです。

例えば私は普段からネガティブな言葉は口にしないようにしています。マイナス思考に陥ると、どうしても「できない理由」を探してしまいがちになり、物事が前に進まなくなるからです。

ここで興味深い研究を紹介しましょう。

アメリカ、ケンタッキー大学のデボラ・ダナー博士らによる研究ですが、博士たちはアメリカの修道女１８０人を対象に一つの調査をしました。１９３０年代に修

図3-2　３つのS

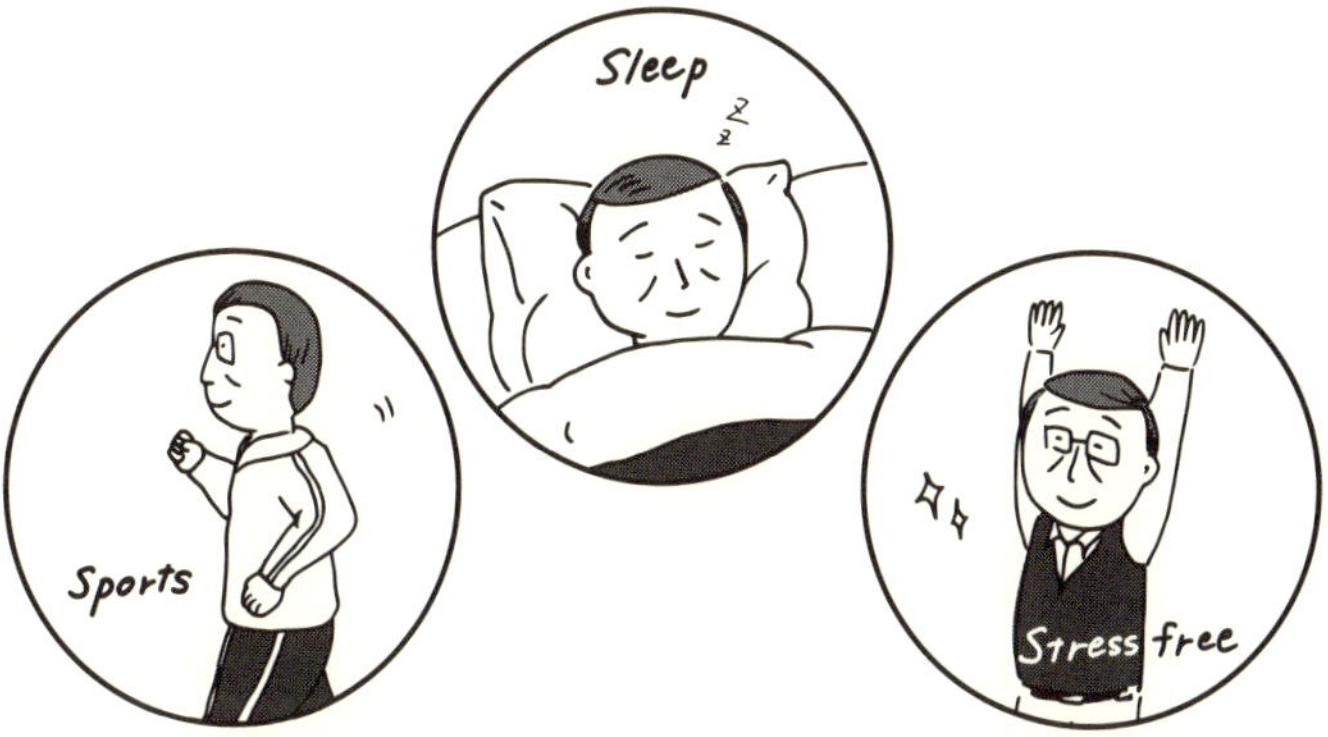

道院に入った彼女たちが、その当時に書いた自叙伝（修道院に入るまでの人生を綴ったもの）をつぶさに調べてみたのです。楽観的な文章を書いている修道女もいれば、悲観的な内容の修道女もいました。

ダナー博士たちが彼女たちを追跡調査すると、楽観的な文章を書いていた修道女のほうが長生きをしていることが明らかになりました。自叙伝を彼女たちが書いてから約60年後、楽観的な文章を書いた人は平均して悲観的な人よりも10年ほど長寿でした。

このことからも、ポジティブな心を持つことの大切さが分かります。

胃腸の不調を訴える患者さんのなかにはマイ

ナス思考でがんじがらめになっている人もいます。それが不調をさらに悪化させていることに気づけば、改善への一歩が踏み出せます。

私はそういう患者さんにはこのように伝えています。

「一番調子の悪かったときの自分を基準にしてみてください」

今の自分は、その最悪の時期の自分に比べてどこがマシになっているかに目を向けてもらうように促します。少しでも自分のなかに「いいところ」を見つけるようにすれば、それをきっかけとして症状が改善することもあるのです。

自分に対してポジティブであれば、多少のストレスは跳ね返せるようになります。過敏に反応することも少なくなると言っていいでしょう。

スリープ（睡眠）やスポーツ（運動）はストレスフリーを支えてくれますし、ストレスが少ないと安眠でき、運動にも積極的に取り組めます。3つのSはそれぞれに相関関係があると言えます。

体からの警告にしっかりと耳を傾ける

私は医師になって30年以上になりますが、その間、病気で仕事を休んだことは一度もありません。「医者の不養生」という言葉とは無縁のところでこの仕事を続けてきました。

30年以上健康であり続けた根底には「体の声に耳を傾ける」ことを大切にしてきたからだと考えています。例えば仕事が忙しくて疲労が溜まってきたとき、体が「これ以上、無理をするのはやめてほしい」という警告を送ってきます。そういうときは素直にその声に従って体を休めてきました。

「自分の体のことは自分が一番知っている」という人は逆に体からの警告を無視しているような気もします。「この程度の疲労に負ける体じゃない。それは自分が一番よく分かっている」とでも言わんばかりに無理を重ねる。それが病気につながるケースも少なくないと言えます。

何時間もぶっ続けで仕事や勉強を行うより、休憩を適宜入れたほうがずっと効率的。徹夜をするくらいなら、早寝、早起きをしたほうが物事ははかどります。「体に無理をさせない・休ませる」ことも健康意識としては大切です。

「正《プラス》の三位一体」を目的に！

快食・快眠・快便はＱＯＬの向上・維持に欠かせない三位一体。一方、食欲不振・睡眠不足・便通異常も三位一体となってＱＯＬに悪影響を及ぼします。

前者を「正《プラス》の三位一体」とするなら、後者は「負《マイナス》の三位一体」と言えるでしょう。どちらを「目的」として自分自身を変えていくべきかは言うまでもありません。

本書でこれまで述べてきた知識を通して「正《プラス》の三位一体」をぜひ追求してほしいと願っています。

おわりに

ここまでお読みいただきありがとうございました。

私が理事長を務める藤田胃腸科病院は、1970年、「胃がんの早期発見」を目標に掲げて開院しました。

創設者は現名誉理事長の藤田圭吾。私の義父に当たります。

義父は和歌山の出身で、実家は林業を営んでいました。その家業を継がずに医療の分野に進み、京都府立医科大学を卒業。松下電器株式会社の健康管理室勤務等を経て藤田胃腸科病院を大阪府高槻市に設立しました。

山の管理を地元の人に依頼しながらの開院でしたが、初日の来院者はたった1人。それでもうまくいく確信があったと聞きました。

その後、患者数が増え、忙しくなったようですが、ある方にされた「なぜ、そこまで頑張れるのか」との質問に、「1本の木を育てるのに100年かかる。その年月(努力)に比べれば今の仕事(の努力)はたいしたことがない」と言ったそうです。

胃がんの早期発見を目標にしたことからもお分かりのように、当時はまだ珍しかった胃カメラをいち早く導入し、多くの患者さんの診察に活用。本人によると一時は朝7時から胃カメラをセットし、診察しながら1日20~30名の患者さんの胃カメラ検査を毎日行ったといいます。これは今の感覚から見ても驚異的な数字です。当院が有する内視鏡検査の膨大なデータは、その当時からの積み重ねです。

胃カメラは基本予約制ですが、予約のほかに当日希望して来院した患者には無制限で対応(年間1000件以上が予約外)。いつも、誰に対しても変わりのない診療姿勢を見て、医師のあるべき姿を学び、継続したいと思いました。

設立から今年で50年。藤田胃腸科病院では、「Speedy すばやい対応」「Surely 確かな診療」「Softly やさしい看護」をモットーに、一貫した理念のもと、一人ひとりの患者さんに真摯に向き合っています。

最後になりますが、この場を借りて日頃お力添えをいただいている方々に感謝を申し上げます。

日々の業務に加え、臨床研究に協力してくれた藤田胃腸科病院職員の皆さん。検診事業の推進に協力していただいた高槻市医師会の医師、スタッフの方々、検診および臨床研究にご協力頂いた大阪医科大学消化器外科、消化器内科、小児科の先生方、京都府立医大学消化器内科の先生方。

そして私たちが取り組む検診事業に深い理解を示して下さった濱田剛史高槻市長をはじめとする高槻市行政関係者の皆さん。今回、書籍出版の機会を与えて下さった幻冬舎メディアコンサルティングの大貫恵伸支社長、江崎雄二さん。編集者として数々の助言をいただいた山下智子さん。構成面でご協力いただいた柚木崎寿久さん。皆さんのおかげで本書を世に送り出すことができました。ありがとうございます。

また、普段の業務に加えて執筆に取り組む私を見守ってくれた家族にも、改めて感謝の意を伝えたいと思っています。

「人生１００年時代」と言われる今、健康に暮らしていくための知識や心構え、それに伴うライフスタイルの選択は、より意識的に行わなければなりません。
当院を訪れる患者さんはもちろん、それ以外の方々も含め、一人でも多くの人に「正しい選択」をしてもらうために本書を著しました。ＱＯＬ向上の一助となれば幸いです。

２０１９年７月吉日

藤田胃腸科病院 理事長・院長　本郷 仁志

〈参考文献〉

『よくわかる便秘と腸の基本としくみ』坂井正宙　（秀和システム）

『大腸がん　治療法と手術後の生活がわかる本』高橋慶一・監修　（講談社）

『胃がん　完治を目指す最新治療ガイド』佐野武・監修　（講談社）

『食道がんのすべてがわかる本』細川正夫・監修　（講談社）

『潰瘍性大腸炎・クローン病がよくわかる本』渡辺守・監修　（講談社）

『がんで死なないために知っておくべきこと』菊地仁　（幻冬舎メディアコンサルティング）

『不老「腸」寿』村田公英　（幻冬舎メディアコンサルティング）

本郷仁志（ほんごう・ひとし）

藤田胃腸科病院 理事長・院長

1963年生まれ。1989年、大阪医科大学を卒業。2003年より藤田胃腸科病院院長に就任。2009年より理事長も兼務。2019年より、大阪医科大学臨床教育教授。胃腸科および内科の専門病院として「早期発見・早期治療により患者様の信頼に応える」を基本理念に、日々診療に励む。地域での啓発活動も積極的に行っており、セミナーやイベント、講演会等で発表多数。胃がん・大腸がん検診に長年携わり、大阪府がん対策推進委員、病院のある大阪府高槻市では胃内視鏡検診導入・検討委員長や高槻消化器疾患談話会代表世話人を務めている。

胃腸づくり50の心得
悩める現代人へ、専門医が贈る
正しい胃腸の知識と守り方

2019年7月16日　第1刷発行

著　者　　本郷仁志
発行人　　久保田貴幸

発行元　　株式会社 幻冬舎メディアコンサルティング
〒151-0051　東京都渋谷区千駄ヶ谷4-9-7
電話 03-5411-6440（編集）

発売元　　株式会社 幻冬舎
〒151-0051　東京都渋谷区千駄ヶ谷4-9-7
電話 03-5411-6222（営業）

印刷・製本　シナノ書籍印刷株式会社
装　丁　　竹内理菜

検印廃止

Printed in Japan
ISBN 978-4-344-92336-2 C0047
幻冬舎メディアコンサルティングHP
http://www.gentosha-mc.com/